Hans Peter Köllner
Bettina M. Madleitner

# Pflegetheorien mittlerer Reichweite

## Effektive Rahmen für die professionelle Pflegepraxis

facultas

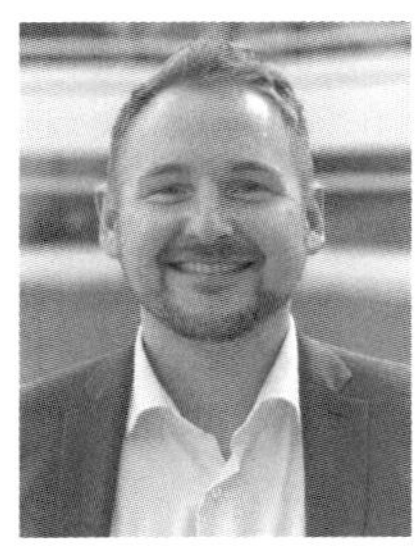

**Hans Peter Köllner, BSc MSc MSc**

Diplomierter Gesundheits- und Krankenpfleger und Akademischer Experte in der Kinder- und Jugendlichenpflege. Studium der Pflegewissenschaft an der Universität Wien, FH Campus Wien und University of Nicosia, Standort Studiengangsleiter Gesundheits- und Krankenpflege (Bachelor), Zertifikatslehrgangsleiter, Lehre & Forschung an der FH Campus Wien, sowie weiterer Ausbildungseinrichtungen.

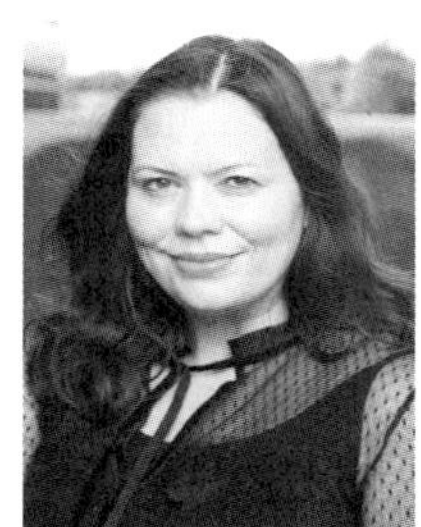

**FH-Prof.in Mag.[a] Bettina M. Madleitner**

Diplomierte Gesundheits- und Krankenpflegerin, Standort Studiengangsleiterin Gesundheits- und Krankenpflege (Bachelor), Studium der Pflegewissenschaft an der Universität Wien. Lehrerin für Gesundheits- und Krankenpflege, „onkologische Pflege" Lehre & Forschung an der FH Campus Wien, sowie weiterer Ausbildungseinrichtungen.

**Bibliografische Information der Deutschen Nationalbibliothek**
Die Deutsche Nationalbibliothek verzeichnet diese Publikation in der Deutschen Nationalbibliografie; detaillierte bibliografische Daten sind im Internet über http://dnb.d-nb.de abrufbar.

facultas Verlag, 1050 Wien, Österreich
Umschlagfoto: © wwmmxx, istockphoto.com
Lektorat: Katharina Schindl
Satz und Abbildungen: Florian Spielauer
Druck: Finidr, Tschechien
ISBN 978-3-7089-2254-6
E-ISBN 978-3-99111-606-6

# Englisches Begleitwort durch A. I. Meleis

Theoretical thinking empowers clinicians and researchers to deliver quality care and to influence health and social policies. The content in this book provides the knowledge base essential in empowering its readers. It is a book about Nursing theories and about theoretical Nursing thoughts in the discipline of nursing, designed to provide its readers with knowledge about pioneering, as well as contemporary theoretical approaches to defining and critically thinking about clinical phenomena. It also should provide answers to questions that are currently heard in the halls of academic nursing as well as in some clinical nursing practices. A few of these questions are: why do I need to study, use or develop theories? Is it not enough that we develop robust programs of research to answer questions encountered in nursing practice? Is it not enough to use the evidence produced through research in our clinical practice, and why do we need theories when we can use our own, and others', prior experiences to shape and drive our practice?

The simple answer to these questions is that while evidence and experience are essential in the delivery of quality care, they are not sufficient. Why? Because theory is the lynchpin for establishing programs of research, it is the reservoir that connects the findings, it is what provides the values, the principles, and the rationale for the care to be delivered. Theories provide guidance, a blueprint for what to observe, the plans for intervention, and the outcomes to be achieved. Without these guidelines it is not possible to develop the goals and the means to achieving desired nursing care outcomes.

There are many other reasons to study theoretical nursing. Studying and experiencing the history of theoretical thought in nursing provides the reader with the tools to develop skills and capacities essential for observing and for sharpening their awareness of the phenomena essential in assessment and intervention, and in defining and refining the evolving concepts that reflect these phenomena. By connecting them to other concepts and outcomes they provide bases for forming programs of research. This, in turn, helps in asking coherent questions leading to continuing to develop the evidence to be used in the delivery of quality models and processes of care.

The theoretical thinkers in our discipline who were pioneers in developing Nursing Theories provided the language that describes what we do in practice through well-defined concepts such as self-care, healthy transitions, symptom management, comfort, health and wellness, effective interactions, family's care giving, uncertainty, adaptations, role development, energy conservation, among many others. Uncovering and defining these concepts, led to investigating many fundamental questions to nursing care processes. Examples are how to enhance self-care, what are the different interventions to promote healthy transitions, what strategies to use to make patients comfortable, how to assess and manage pain. These questions could not be answered effectively without using coherent integrated frameworks about self-care, transitions and care, symptom management, and comforting and caring therapeutics. Theories reflect patterns and guide the assessments of patients' and families' responses to health and illness and provide the principles and rationale for developing actions. Knowing how an individual responds to changes in their environment, articulating and understanding their patterns of behaviors helps in anticipating how they may respond to a diagnosis of a chronic disease and how to manage lifestyles to live with chronicity. This understanding may be triggered through knowledge of change theory, transition theory, and/or developmental theory. The theories drive the questions to ask and provide the tools for interpretation. In other

Köllner, Madleitner

# Pflegetheorien mittlerer Reichweite

Effektive Rahmen für die professionelle Pflegepraxis

words, looking for, asking about patterns of responses of individuals, groups or environments may make it more feasible to develop actions to foster, bolster, or change these patterns.

This book provides the reader with the essential skills to critically read about theories and to evaluate the intended and unintended uses and outcomes. Critical studies of theory and theoretical nursing processes do not only sharpen awareness of relevant phenomena to observe but also enhance the potential for engaging in continuing the journey in refining existing theories, in developing new theories, and in adding to the body of knowledge essential for providing quality care.

Students of theory and theoretical Nursing who are reading this book should also be reminded that the early pioneers who developed nursing theories, against all odds as they were met by a sea of doubters and questioners, were the reason that scholarships for evidence-based practice were born. Nursing curricula based on theoretical frameworks incorporated theory and philosophy courses that enriched theoretical, ethical and philosophical dialogues leading to scholarship that prepared nurses to continue on a journey for advancing knowledge in nursing. These courses and discourses provided the bases for graduate education globally. Building on this knowledge, current thinkers developed middle-range and situation-specific theories that are less abstract and more accessible for clinical utilization as well as research use. This book elucidates this trajectory as it includes some of these theories.

You will find in this volume a reminder of pioneering efforts, the tools to continue these efforts, and ways to position the readers to become agents for advancing nursing knowledge that could impact quality of care in Europe and potentially globally.

Theory empowers its users, as it provides the language, the tools, and the capacities to make a difference toward achieving health care outcomes through well-articulated goals. Studying this book is an important step toward empowering future nurses in your country and indeed globally and toward accelerating the utilization of theories as well as the refinement and extension of existing theories. More importantly, this book should be the catalyst in inspiring German speaking scholars to develop theories informed by the cultural and structural contexts of European health care systems.

This is a very important volume for nursing education and I urge every nurse or future nurse to study its content fully and critically.

Philadelphia, March 2022

Afaf Ibrahim Meleis Ph. D., FAAN, L.L

Professor of Nursing and Sociology
Dean Emeritus
School of Nursing
University of Pennsylvania

Professor Emeritus
University of California, San Francisco
School of Nursing

# Englisches Vorwort durch J. Fawcett

This book is a major contribution to the international literature about the importance of theoretical thinking in nursology which is the proper name for our discipline (see nursology.net).

I believe that it is impossible to NOT think theoretically even though many nursologists do not realize that they are thinking theory whenever they are caring for people who are participants in nursology practice or conducting research.

Specially, we use theory when we assess, plan, intervene, and evaluate in practice (the way we assess, plan, intervene, and evaluate is theory). We use theory when we pose research questions and report study findings (the findings are the theory).

However, we do not always realize we are using theory. Therefore, the contents of this book will help all readers to make explicit what may have been implicit previously.

The joy of being able to understand that theory is what is used in practice and research and in selecting and using a particular theory is immense!

Boston, January 2022

Jacqueline Fawcett RN; PhD; ScD (hon); FAAN, ANEF

Professor and Interim Chair, Department of Nursing
Robert and Donna Manning College of Nursing and Health Sciences
University of Massachusetts Boston

# Vorwort

Theorie und Praxis sind nicht als dichotome und getrennte Zustände zu verstehen. Auf unserer Welt gibt es kein ausschließliches Schwarz oder Weiß, sondern nur bunte Vielfältigkeit. Diese Gegebenheit spiegelt sich auch auf differenzierte Art und Weise in der Realität professioneller Gesundheits- und Krankenpflege wider. Die Pflegepraxis und die Pflegetheorie sind als eine in sich verwobene Einheit zu verstehen.

Theorien sind zentraler Bestandteil wissenschaftlichen Denkens. Dabei leiten sie nicht nur die Pflegewissenschaft, sondern tragen auch dazu bei, dass Lehre, Forschung und Pflegepraxis gerahmt, strukturiert und geordnet werden können.

Besonders für die immer komplexer werdenden Herausforderungen in der direkten Pflegepraxis können die Theorien mittlerer Reichweite oder „Middle-Range Theories“ ein wertvoller Beitrag sein, um die professionelle Pflege verstehbar, nachvollziehbar und messbar zu machen, aber vor allem auch mit theoriebasierten Interventionen zu begründen.

Wien, im April 2023

Hans Peter Köllner
Bettina M. Madleitner

# Inhalt

# TEIL I:
# ALLGEMEINER TEIL

Bevor im Teil II dieses Buches mit der Vorstellung bzw. der Darstellung spezifischer Theorien der mittleren Reichweite gestartet wird, gilt es in diesem allgemeinen Teil analysierend abzubilden, was unter der theoretischen Position in der Pflegewissenschaft zu verstehen ist. Dabei soll im ersten Kapitel unter anderem auf das Wesen des Pflegewissens eingegangen werden und darauf, welche Arten von Theorien in der Pflegewissenschaft Anwendung finden. Darauf aufbauend gilt es im zweiten Kapitel die Theorien der mittleren Reichweite in Bezug auf ihre historische Entwicklung und ihre Bedeutung für die Disziplin der Pflegewissenschaft zu hinterfragen. Dabei soll im Besonderen der kritische Diskurs gefördert werden, indem die Potenziale wie auch die Grenzen der Theorien aufgezeigt werden. Die Analyse und die Evaluation von Theorien stellen dabei einen zentralen Schwerpunkt des Kapitels dar. Damit soll in weiterer Folge eine Befähigung hergestellt werden, die Theorien mittlerer Reichweite sowohl für die Pflegepraxis als auch für die Lehre zu bewerten, um einerseits den theoretischen Diskurs weiter voranzutreiben und andererseits die Etablierung und Anwendung von pflegetheoretischem Wissen in der Pflegepraxis zu forcieren.

# 1 Grundlagen des theoretischen Denkens in der professionellen Pflege

Im Zuge des einführenden Kapitels soll dargelegt werden, welche Funktion Pflegetheorien innerhalb der Disziplin der Pflegewissenschaft einnehmen und welche Verbindung sie zur Pflegeforschung und zur Pflegepraxis haben. Hierfür gilt es zunächst die theoretischen Positionen innerhalb der professionellen Gesundheits- und Krankenpflege zu reflektieren. Danach werden das Wesen und die Natur des wissenschaftlichen Pflegewissens hinterfragt. Abschließend gilt es einen Teilbereich dieses wissenschaftlichen Pflegewissens näher zu betrachten, und zwar den des pflegetheoretischen Spektrums, in das sich alle Pflegetheorien der Disziplin einordnen lassen.

## 1.1 Die theoretische Position und die Pflegepraxis

Eine Theorie besteht aus unterschiedlichen Konzepten, die aufeinander bezogen sind. Sie ermöglicht es, dass ein Pflegephänomen auf systematische Art und Weise begriffen werden kann (LoBiondo-Wood & Haber, 2021). Polit und Beck (2017) stellen in diesem Zusammenhang fest, dass der Terminus „Theorie" häufig nicht mit der nötigen begrifflichen Strenge verwendet wird. Beispielsweise wird das ausbildungsbezogene Erfahrungs- bzw. Lehrwissen unter dem Deckmantel eines theoretischen Wissens vermittelt, obwohl es sich hierbei nicht um ein solches im klassischen Sinne handelt. Die Autorinnen verweisen darauf, dass eine Theorie immer eine abstrakte Generalisierung darstellt, die dazu beiträgt, dass ein Phänomen auf wissenschaftlicher

Basis erklärt werden kann. Hierfür stehen zumindest zwei Konzepte zur Verfügung, die in Beziehung stehen. Diese Theorien tragen zur Erklärung eines Phänomens bei bzw. machen es möglich, Vorhersagen zu tätigen.

Meleis (2018) wiederum definiert den Begriff der Theorie als ein Reservoir, in dem das in Beziehung stehende Pflegewissen organisiert aufbere tet und damit zu einem sinnhaften und aussagekräftigen Ganzen wird.

Dabei muss festgestellt werden, dass sich Theorien, die Praxis wie auch die Forschung gegenseitig beeinflussen. Im Zuge dieser Beziehung können durch die Praxis einerseits Forschungsfragen identifiziert und andererseits Theorien empirisch überprüft werden. Die Forschung wiederum trägt zur Theoriebildung bei und ermöglicht es, Richtlinien für die Praxis wissenschaftsbasiert abzuleiten. Folglich stehen Theorien, Praxis und Forschung in relationaler Interdependenz und entwickeln dadurch den akademischen Wissenskörper der Pflegewissenschaft stetig weiter (LoBiondo-Wood & Haber, 2021).

Kirkevold (2002) betont in diesem Zusammenhang auch eine spezielle Eigenschaft der Pflegewissenschaft: So ist diese eine Praxisdisziplin, die ohne das Handeln von Menschen nicht denkbar wäre. Mayer (2011) führt weiter aus, dass es bei der Pflegewissenschaft im erkenntnistheoretischen Sinn nicht nur um die Beantwortung der Frage geht, was wahr ist, sondern auch darum, was und wie es zu tun ist. Dieser Umstand bringt auch eine gewisse Hierarchie- und Dominanzproblematik mit sich. Die Pflegepraxis steht in Konkurrenz zur Pflegewissenschaft und damit in weiterer Folge auch zur Pflegetheorie. Zukünftig wird es das Ziel bzw. der Auftrag sein, diesen Aspekt zu adressieren und vermehrt Fragestellungen aus dem Praxisfeld zu beantworten sowie die Erkenntnisse den Handelnden niederschwellig verfügbar zu machen.

Arnold (2001) kritisiert in diesem Zusammenhang aus einer feministischen Perspektive heraus, dass Pflegewissenschaftler*innen verleitet sein könnten, die Ansicht zu vertreten, dass ihr wissenschaftlich begründetes Pflegewissen dem Erfahrungswissen der Praktiker*innen vorzuziehen wäre. Das würde eine Bevormundung der Praktiker*innen bedeuten. In weiterer Folge könnte dieser Umstand in eine gegenseitige Abkehr führen und sowohl den Theorie-Praxis-Transfer wie auch den Praxis-Theorie-Transfer nachhaltig stören.

Um diesbezüglichen Effekten vorzubeugen oder diese zumindest abzumildern, kann *Evidence-based Nursing and Caring* gegenregulierend eingesetzt werden. Für eine klinische Entscheidungsfindung – basierend auf den tatsächlichen Bedürfnis- und Bedarfsbereichen von Patient*innen – werden hier vier gleichberechtigte Positionen abgeglichen. Zum einen ist dies die externe Evidenz in Form des wissenschaftlichen wie auch pflegetheoretischen Wissens von Dritten. Die darauffolgende interne Evidenz berücksichtigt das Erfahrungswissen der betreuenden Pflegepersonen. Außerdem werden die Präferenzen der Patient*innen ebenso einbezogen wie die lokalen Umgebungsfaktoren, in denen die pflegerische Betreuung stattfindet (Behrens & Langer, 2016). Durch Evidence-based Nursing and Caring können aber auch klinische Handlungsleitlinien erarbeitet werden, die ihrerseits als Grundlage für den Theoriebildungsprozess genutzt werden können.

Neben diesen Aspekten gilt es einen weiteren und grundlegenden Veränderungsprozess im Rahmen der wissenschaftlichen Wissensproduktion und damit auch der theoretischen Position innerhalb der Wissenschaft zu erläutern. Schrems (2009) spricht in diesem Zusammenhang von der *Wissensproduktion nach Modus 2*. Dieser Ansatz geht auf Nowotny, Scott und Gibbons (2004) zurück und adressiert die durch moderne gesellschaftliche Ansprüche nötigen Veränderungsprozesse innerhalb der Wissensproduktion. Diese findet zunehmend außeruniversitär statt; Wissenschaft und Gesellschaft sind damit nicht länger streng voneinander getrennte Lebenswelten. Die Wissensproduktion nach Modus 2 unterscheidet sich dabei in den folgenden vier Merkmalen von traditionellen Zugängen der Wissensgenerierung: Als Erstes ist die veränderte Kontextualisierung zu erwähnen. Der Forschungsprozess und damit auch die potenziellen Entdeckungen passieren im Kontext der Anwendung. Die Wissensproduktion ist nicht länger ausschließlich Bildungseliten vorbehalten. Durch Partizipation kann damit auch die Pflegepraxis aktiv zum Erkenntnisgewinn beitragen, was die Nachhaltigkeit von erhobenen Wissensbefunden fördert und gleichzeitig deren Distribution unterstützt. Das nächste bestimmende Merkmal ist die Transdisziplinarität und die institutionelle Vielfalt. Die unterschiedlichen Disziplinen sind nicht mehr scharf voneinander getrennt, sondern bündeln ihre Fähigkeiten und

Fertigkeiten optimal, um den Erkenntnisgewinn voranzutreiben. Das dritte Merkmal bezieht sich auf die soziale Verantwortung, die im Zusammenhang mit der Wissensproduktion steht. Diese orientiert sich an den Bedarfen der Gesellschaft. Das letzte bestimmende Merkmal der Wissensproduktion nach Modus 2 ist, dass es für die diesbezügliche Etablierung neue Formen der Qualitätskontrolle braucht, um neue Wissensbestände einerseits qualitativ abzusichern und andererseits mit bereits etabliertem Wissen vergleichbar zu machen.

## 1.2 Das Wesen und die Natur des Pflegewissens

Wissen ist Macht. Eine mehr als 400 Jahre alte Redewendung – die auf den englischen Philosophen Francis Bacon zurückgeht – hat nichts von ihrer Aktualität verloren. Der evolutionsbiologische Erfolg des Menschen ist eng mit seinem kollektiven Wissen bzw. dessen effizienter Nutzung verknüpft. Die Leitfragen hierbei sind: Wie können wir wissen, was Wissen ist? Wie können wir dieses Wissen für mehr Effizienz weiterentwickeln? Und schlussendlich auch: Wie kann das erworbene Wissen über Generationen hinweg weitergegeben werden?

Die Wissenschaft, und damit auch die Pflegewissenschaft als eine ihrer Disziplinen, stellt den legitimen Modus zur Produktion von neuem Wissen und zu dessen Verwaltung in modernen Gesellschaften dar. Der Begriff der Modernität muss hier aber als relativ verstanden werden. Tatsächlich wird diese Art und Weise des systematischen Denkens und des Ableitens durch logische Schlüsse seit gut 2500 Jahren mehr oder weniger genutzt. Sie geht auf den griechischen Philosophen Anaximander von Milet zurück, der auch als Gründer der modernen Wissenschaft gilt (Rovelli, 2019).

Die Pflegeforschung und die Pflegetheorie sind die entscheidenden Bestandteile, damit die Pflegewissenschaft neues Wissen generieren bzw. ihre Wissensbestände im akademischen Wissenskörper systematisch (neu) ordnen kann. Folglich verfügt damit auch die Pflegepraxis über ein aktuelles und empirisch abgesichertes Pflegewissen.

Schülein und Reitze (2021) sprechen hierbei von der Institutionalisierung der Wissensproduktion, die methodisch kontrolliert erfolgen muss. Die Autoren weisen in diesem Zusammenhang auf eine institutionalisierte Reflexion hin, durch die es der Wissenschaft möglich wird, gehaltvolle und generalisierbare Aussagen über die Welt zu treffen. Voraussetzung hierfür ist eine objektive Erkenntnis der Welt. Jeder Mensch hat aber seine subjektive Theorie darüber, was die Welt zusammenhält und wie sie funktioniert. Durch Lebenserfahrung ist bei jedem Menschen eine Subjektivtheorie entstanden, die sich in seinem alltäglichen individuellen Leben durchaus bewährt hat. Übertragbar auf das Leben von anderen Menschen ist sie deswegen aber nicht, denn diese können über ein anderes Set an Erfahrungen, Wünschen oder Lebensprioritäten verfügen. Aufgrund dieses Umstandes wird der Bedarf an subjektunabhängigen objektiven Theorien schlagend. Damit aber von dahingehenden Theorien gesprochen werden kann, die Gültigkeit haben, müssen sie zum einen in sich logisch begründet und zum anderen theoretisch abgesichert sein.

Dieser Umstand mutet zwar im ersten Moment aus erkenntnistheoretischer Sicht unlogisch oder gar rekursiv an, ist aber insofern korrekt, als wir nur so wissen können, dass wir wissen. Damit eine Pflegeperson wissenschaftsbasiertes Pflegewissen von persönlichem Wissen oder Erfahrungswissen abgrenzen kann, muss sie sich über die diesbezügliche Unterscheidung im Klaren sein. Erst dann ist es ihr möglich, die eigene Praxis pflegetheoretisch zu begründen, zu reflektieren oder zu evaluieren.

Um in diesem Zusammenhang für mehr Klarheit zu sorgen, wird unter anderem von Kuhn (2014) das Konzept des Paradigmas verwendet. Dabei handelt es sich um eine grundsätzliche Denkweise, mit der eine wissenschaftliche Disziplin zu Erkenntnisgewinn gelangen kann und durch die sie in weiterer Folge über wissenschaftliches Wissen verfügt.

Fawcett (1993) greift in ihrer Differenzierung und Ordnung von Pflegewissen teilweise auf dieses Paradigmenverständnis in der Erkenntnistheorie zurück. Um dabei die Pflegewissenschaft von anderen akademischen Disziplinen abzugrenzen, wird von ihr eine Hierarchie des Pflegewissens festgelegt. Die einzelnen Komponenten und Bestandteile dieses Pflegewissens werden anhand ihres Abstraktionsgrades systematisiert. An der Spitze steht das Metaparadigma als die höchste abstrakte Komponente des Pflegewissens. Es besteht aus vier grundlegenden Schlüsselkonzepten, die zueinander in Beziehung stehen. Diese sind die Person bzw. der Mensch, die Umwelt, das Wohlbefinden im Kontinuum aus Gesundheit und Krankheit und das pflegerische Handeln. Das Metaparadigma ermöglicht es, einen Orientierungsrahmen in der Disziplin der Pflegewissenschaft zu erhalten. Wenn die Gesamtheit der Disziplin Pflegewissenschaft als der Planet Erde angenommen wird, würden die Kontinente die einzelnen Schlüsselkonzepte repräsentieren. Zwar gäbe es dann noch die Ozeane, diese wären jedoch disziplinfern und damit nicht von unmittelbarer Relevanz. Als Menschen können wir schließlich nur auf dem Festland leben, aber gleichzeitig können wir von den Annehmlichkeiten der Ozeane, wie zum Beispiel vom Fischfang, profitieren. Als zweite beeinflussende Komponente des Pflegewissens führt Fawcett (1993) unterschiedliche Philosophien oder philosophische Strömungen an. Diese sind grundlegend und rahmend. Eine Stufe darunter positionieren sich die konzeptionellen Modelle der Pflege als die dritte Abstraktionsstufe des Pflegewissens. Sie sind nach Fawcett weniger abstrakt als die Schlüsselkonzepte, aber noch immer abstrakter als die Pflegetheorien. Sie bilden ab, was im normativen Sinne unter Pflege zu verstehen ist. Als Beispiel wären hier die bedürfnisorientierten Theorien nach Dorothea Orem oder das Roper-Logan-Tierney-Modell zu erwähnen. Die vierte Abstraktionsstufe bilden die Pflegetheorien. Hier unterscheidet Fawcett (1993) Theorien großer Reichweite (*Grand Theories*) und Theorien mittlerer Reichweite (*Middle-Range Theories*) aufgrund ihrer Abstraktionsgrade. Die Theorien großer Reichweite beinhalten abstraktere Konzepte und können in der Pflegepraxis nicht unmittelbar empirisch überprüft werden. Demgegenüber zeigen Theorien mittlerer Reichweite einen spezifischeren Abstraktionsgrad, womit sie auch direkt empirisch überprüfbar sind.

Während das Metaparadigma auf höchster Abstraktionsstufe an der Spitze des wissenschaftlichen Pflegewissens steht, sind nach Fawcett (1993) die empirischen Indikatoren der Basis dieser Abstraktionspyramide zuzuordnen. Sie sind in ihrer Eigenschaft konkret und können unmittelbar in der Pflegepraxis gemessen werden. Die folgende Abbildung soll die einzelnen Abstraktionsstufen zum besseren Verständnis veranschaulichen.

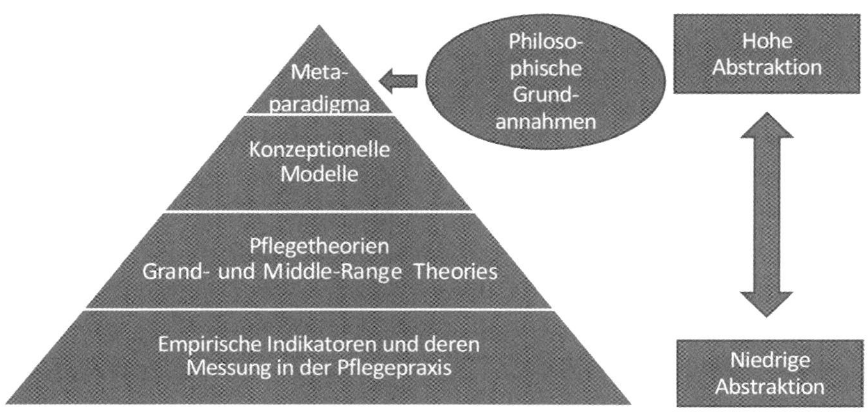


Abb. 1: Strukturelle Hierarchie des Pflegewissens nach Fawcett (1993)

## 1.3 Das pflegetheoretische Theoriespektrum

In der Pflegewissenschaft gilt es nach Meleis (2018) drei grundlegende Typen von Theorien zu unterscheiden, die nach Fawcett (1993), wie im Vorkapitel angeführt, die dritte Komponente des Pflegewissens darstellen. Das sind Theorien großer Reichweite (*Grand Theories*), Theorien mittlerer Reichweite (*Middle-Range Theories*) und situationsspezifische Theorien (*Situation-Specific Theories*). Die Unterscheidung dieser Theorietypen bezieht sich auf deren Abstraktionsgrad (Meleis, 2018).

Die Theorien großer Reichweite stellen auf hoher Abstraktionsstufe dar, wie die Natur bzw. das Wesen professioneller Pflege zu sein hat. Sie indizieren also, was unter Pflege zu verstehen ist. Deswegen werden sie auch als normative Pflegetheorien zusammengefasst. Aufgrund ihres hohen Abstraktionsgrades können sie nicht unmittelbar mit empirischen Indikatoren überprüft werden. Daran angeschlossen folgen die Theorien mittlerer Reichweite, die die Grundlage dieser Publikation darstellen.

Theorien mittlerer Reichweite erscheinen weniger abstrakt als Theorien großer Reichweite und adressieren spezifische Pflegephänomene bzw. reflektieren die Pflegepraxis. Durch diese Eigenschaft können sie auch leichter in der pflegerischen Praxis empirisch überprüft werden.

Die von der Abstraktion her darunterliegenden situationsspezifischen Theorien sind in ihrer Eigenschaft spezifischer, da das zugrunde liegende Phänomen zum Beispiel auf eine spezielle Zielgruppe oder eine ausgewählte Pflegesituation fokussiert. Sie werden auch als Theorien geringer Reichweite bezeichnet (Meleis, 2018).

Die folgende Abbildung soll diese drei Theorietypen in Anlehnung an Meleis (2018) übersichtlich veranschaulichen.

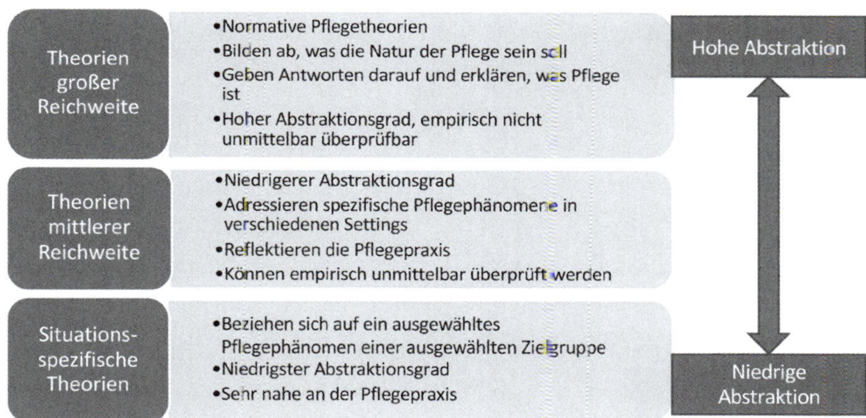


**Abb. 2:** Darstellung der pflegerischen Theorietypen nach Abstraktionsniveau (Meleis, 2018)

Die oben abgebildete Einteilung stellt eine Grundstruktur bzw. einen Orientierungsrahmen für die Pflegewissenschaft dar. Mit diesem ist es möglich, Theorien zu klassifizieren und sie in weiterer Folge logisch zu ordnen. Es muss aber kritisch angemerkt werden, dass die diesbezügliche operative Aus- und Umlegung innerhalb der Disziplin unterschiedliche Ansätze und Positionen aufweist. So postuliert Meleis (2018), wie in der vorangegangenen Darstellung ersichtlich, dass normative Pflegetheorien zu den *Grand Theories*, also den Theorien großer Reichweite, zählen. Fawcett (1993) klassifiziert diese Art von Theorien aber als konzeptionelle Pflegemodelle. Außerdem unterscheiden Walker und Avant (2005) im Zuge des Theoriekonstruktionsprozesses ebenso vier Theoriearten. Die Theorien mit der höchsten Abstraktionsstufe werden von ihnen als Metatheorien bezeichnet und die Theorien mit der geringsten Abstraktion stellen die sogenannten Praxistheorien dar. Diese entsprechenden den situationsspezifischen Theorien nach Meleis (2018). Polit und Beck (2017) stellen zur Debatte, ob es sich bei den letztgenannten Theorien überhaupt um Pflegetheorien im klassischen Sinne handelt. Die Autorinnen merken an, dass die situationsspezifischen Theorien auch als eine systematisierte und reflektierte Organisation empirischer Indikatoren gewertet werden könnten.

Als eine Konsequenz der oben angeführten Umstände werden einzelne Theorien von den verschiedenen Expert*innen in diesem pflegetheoretischen Spektrum unterschiedlich positioniert. So führen unter anderem Peterson und Bredow (2009) oder auch Meleis (2018) an, dass beispielsweise die Theorie der interpersonalen Beziehung in der Pflege nach Peplau dem Spektrum der Theorien großer Reichweite zuzuordnen ist. Neben dem normativen Charakter dieser Theorie führen die Autorinnen auch den historischen und zeitlichen Entwicklungskontext als Begründung an. Fawcett (1993) wiederum klassifiziert diese Theorien schon allein wegen der einfachen Ableitung von testbaren Variablen als Theorien mittlerer Reichweite.

Lenz (1998) stellt in diesem Zusammenhang fest, dass es im Besonderen für Theorien mittlerer Reichweite zwar klare verbindende Merkmale gibt, diese aber in Bezug auf das Abstraktionsniveau unterschiedlich eingeordnet werden. Die Forscherin warnt: Sollten keine klareren Unterscheidungs- bzw. Klassifizierungsmerkmale festgelegt werden, könnte die Pflegewissenschaft mit einer Vielzahl von diesbezüglichen Theorien überschwemmt werden, die im Kern gar keine Theorien mittlerer Reichweite wären.

Aufgrund dieses Umstandes klassifizieren Liehr und Smith (1999) bestehende Theorien mittlerer Reichweite bezogen auf ihr Abstraktionslevel als *high-middle, middle* und *low-middle*, um für mehr Klarheit zu sorgen. Im Zuge dessen haben die Autorinnen einerseits eine systematische Literaturrecherche nach Theorien mittlerer Reichweite durchgeführt und andererseits die Literaturbefunde hinsichtlich ihres Abstraktionslevels nach vordefinierten Kriterien klassifiziert. Hier muss Erwähnung finden, dass aufgrund der zugrunde liegenden Ein- und Ausschlusskriterien eine Vielzahl von Theorien mittlerer Reichweite keine Berücksichtigung fand. Es wurden nur Publikationen berücksichtigt, die in ihrem Titel die Bezeichnung „Theorie mittlerer Reichweite“

enthalten. Das trifft bei einer Vielzahl von wissenschaftlichen Beiträgen nicht zu, die aber aufgrund ihrer Eigenschaften und Entwicklungsprozesse den Theorien mittlerer Reichweite zuzuordnen wären. Somit besteht bei diesem Klassifikationsansatz noch weiteres Entwicklungspotenzial.

Zusammenfassend kann für dieses Kapitel festgestellt werden, dass Pflegetheorien abstrakte Gebilde darstellen, die einerseits die Realität erklären und es andererseits erlauben, Vorhersagen über die Realität zu machen. Sie stehen zwischen dem pflegerischen Metaparadigma samt seinen philosophischen Grundananahmen und den einzelnen empirisch überprüfbaren Indikatoren, die sich in der realen Welt der pflegerischen Praxis abbilden. Forschung, Theoriebildung und Pflegepraxis stehen in Interdependenz und entwickeln den akademischen Wissenskörper der Pflegewissenschaft stetig weiter. Pflegetheorien selbst lassen sich aufgrund ihrer Abstraktion in unterschiedliche Typen von Theorien unterteilen. Ein Klassifikationsschema ist jenes nach Theorien großer Reichweite, Theorien mittlerer Reichweite und situationsspezifischen Theorien. Trotz zugrunde liegender Unterscheidungsmerkmale lassen sich manche Pflegetheorien nicht immer trennscharf einem bestimmten Abstraktionsniveau zuordnen. Ein kontinuierlicher kritischer Diskurs ist daher notwendig.

Im nächsten Teil gilt es, die Theorien mittlerer Reichweite im Speziellen vorzustellen, da sie auch die Grundlage dieser Publikation darstellen.

## 1.4 Literaturverzeichnis


Arnold, D. (2001). Das Verhältnis zwischen Pflegewissenschaft und Pflegepraxis: Anmerkungen aus feministischer Sicht. *PfleGe, 6*(1), 18–30.

Behrens, J., & Langer, G. (2016). *Evidence-based nursing and caring* (4th ed.). Hogrefe.

Fawcett, J. (1993). *Analysis and evaluation of nursing theories.* F. A. Davis Company.

Kirkevold, M. (2002). *Pflegewissenschaft als Praxisdisziplin.* Huber.

Kuhn, T. S. (2014). *Die Struktur wissenschaftlicher Revolutionen* (24th ed.). Suhrkamp.

Lenz, E. R. (1998). Role of middle range theory for nursing research and practice. Part I. Nursing research. *Nurs Leadersh Forum, 3*(1), 24–33.

Liehr, P., & Smith, M. J. (1999). Middle Range Theory: Spinning Research and Practice to Create Knowledge for the New Millennium. *Advances in Nursing Science, 21*(4), 81–91.

LoBiondo-Wood, G., & Haber, J. (2021). *Nursing Research E-Book: Methods and Critical Appraisal for Evidence-Based Practice.* Elsevier Health Sciences.

Mayer, H. (2011). Die Problematik praxisorientierter Forschung und forschungsorientierter Praxis. In S. Käppeli (ed.), *Pflegewissenschaft in der Praxis: eine kritische Reflexion* (pp. 149–163). Huber.

Meleis, A. I. (2018). *Theoretical nursing: development and progress* (6th ed.). Wolters Kluwer.

Nowotny, H., Scott, P., & Gibbons, M. (2004). *Wissenschaft neu denken: Wissen und Öffentlichkeit in einem Zeitalter der Ungewißheit.* Velbrück Wiss.

Peterson, S. J., & Bredow, T. S. (2009). *Middle range theories: Application to nursing research* (3rd ed.). Lippincott Williams & Wilkins.

Polit, D. F., & Beck, C. T. (2017). *Nursing research: Generating and assessing evidence for nursing practice* (10th ed.). Lippincott Williams & Wilkins.

Rovelli, C. (2019). *Die Geburt der Wissenschaft: Anaximander und sein Erbe.* Rowohlt.

Schrems, B. (2009). Wissensproduktion in der Pflege. In H. Mayer (ed.), *Pflegewissenschaft – von der Ausnahme zur Normalität: ein Beitrag zur inhaltlichen und methodischen Standortbestimmung* (pp. 47–71). Facultas.

Schülein, J. A., & Reitze, S. (2021). *Wissenschaftstheorie für Einsteiger* (5th ed.). facultas/UTB.

Walker, L. O., & Avant, K. C. (2005). *Strategies for theory construction in nursing* (4th ed.). Pearson/Prentice Hall.

# 2 Theorien mittlerer Reichweite in der Gesundheits- und Krankenpflege

Im Zuge dieses Kapitels sollen die Theorien mittlerer Reichweite von anderen Theorien abgegrenzt und ihre Anwendungen in Praxis, Forschung und Lehre näher erläutert werden. Zudem gilt es im kritischen Diskurs aufzuzeigen, wo die Grenzen dieser Theorien liegen.

## 2.1 Theorien mittlerer Reichweite und ihre Abgrenzung

Der Begriff der „Middle-Range Theory" wird erstmals von Merton (1968) eingebracht und stammt ursprünglich aus der wissenschaftlichen Disziplin der Soziologie. Diese Theorien haben sich aus einem wissenschaftlichen wie auch aus einem gesellschaftlichen Bedarf heraus entwickelt. In diesem Zusammenhang wurde festgestellt, dass es nicht immer notwendig ist, eine allumfassende Universaltheorie, also eine Theorie großer Reichweite, zu entwickeln. Unter bestimmten Voraussetzungen können Sozialverhalten, soziale Organisation und sozialer Wandel mit logisch-kohärenten Theorien erklärt werden, die den direkten empirischen Beobachtungen noch sehr nahe stehen, aber trotzdem in ihrer Abstraktion darüberliegend zu positionieren sind. Die einfache Rücküberführung in das empirische Feld und damit auch die unmittelbare Überprüfbarkeit sprechen für dieses Abstraktionsniveau der zum damaligen Zeitpunkt neuen Theorien mittlerer Reichweite.

Nach Lenz (1998) kann im pflegewissenschaftlichen Sinn von einer Theorie mittlerer Reichweite gesprochen werden, wenn diese sich unmittelbar auf die Empirie zurückführen lässt, in sich kohärent ist und sich durch Nützlichkeit auszeichnet. Außerdem müssen diese Theorien Bedeutung wie auch Relevanz für die Pflegewissenschaft haben und einen zu beforschenden Gegenstandsbereich umfassender beleuchten, als es ohne die Theorie möglich wäre.

Aufgrund dieser Eigenschaften – und hier im Besonderen aufgrund ihrer praktischen Nähe – wurden die Theorien rasch für die Pflegewissenschaft attraktiv, um den Theorie-Praxis-Transfer voranzutreiben. Besonders die 1980er- und 1990er-Jahre gelten als eine Hochbülte, in der eine Vielzahl von pflegewissenschaftlichen Theorien mittlerer Reichweite publiziert wurde (Peterson & Bredow, 2009). Die von Chick und Meleis (1986) entwickelte *Transitions Theory* gilt als eine diesbezügliche Standardtheorie und wurde von vielen anderen Autor*innen als Orientierungsrahmen für andere Theorieentwicklungsprozesse genutzt.

Damit solche Theorien entwickelt werden können, kommen nach Liehr und Smith (1999) sechs unterschiedliche Ansätze zur Anwendung. Das ist erstens ein induktiver Theoriebildungsprozess, in dem die Ergebnisse aus qualitativen Erhebungen zu einer Theorie verdichtet werden. Der inverse Weg wäre ein deduktiver Theoriebildungsprozess. Hier wird von bestehenden Theorien großer Reichweite eine Theorie mittlerer Reichweite abgeleitet. Ebenso ist es möglich, von Theorien bezugswissenschaftlicher Disziplinen abzuleiten. Einen weiteren Weg stellt die Kombination einer Pflegetheorie mit einer disziplinfremden Theorie dar. Darüber hinaus können Theorien durch das Synthetisieren von bereits bestehenden Forschungsergebnissen entwickelt werden. Außerdem ist die Ableitung von Theorien aus bereits bestehenden Leitlinien möglich.

Oftmals kommt aber eine Kombination aus unterschiedlichen Ansätzen zur Anwendung. Die Entwicklung einer Theorie ist ein langwieriger und zirkulärer Prozess, der mehrere Schleifen zieht. Eine Theorie stellt manchmal gar nicht das primäre Forschungsziel dar, sondern ist eine begleitende oder weitere Entwicklung.

## 2.2 Theorien mittlerer Reichweite und ihre Anwendung in der Praxis, Forschung und Lehre

Aufgrund ihrer Entwicklung und der Nähe zum empirischen Praxisfeld verweben die Theorien mittlerer Reichweite auf vorteilhafte Art und Weise die professionelle Pflege mit der Erlebenswirklichkeit von versorgten Menschen. Aufgrund dieser Eigenschaften tragen sie aktiv zur Verbesserung der Gesundheits- und Krankenpflege bei. Zudem leiten und unterstützen sie sowohl die Pflegepraxis als auch die Pflegeforschung beim Erreichen dieses Ziels.

Lenz (1998) stellt in diesem Zusammenhang fest, dass die Theorien eine heuristische Funktion in der Durchführung von Studien haben, indem Forschungsfragen abgleitet werden können und es möglich wird, zu untersuchende Variablen zu definieren. In der Pflegepraxis kann durch diese Theorien beispielsweise ein Verständnis des Verhaltens von Patient*innen gefördert werden oder es können Pflegeinterventionen vergleichend auf ihre Effizienz hin abgewogen werden.

Peterson und Bredow (2009) sehen großes Potenzial für die unmittelbare Pflegepraxis durch den Einsatz von Theorien mittlerer Reichweite. Es besteht aber noch ein großes Gefälle zwischen Theorie und Praxis, wodurch die entwickelten Theorien noch keine vollumfängliche Wirkung zeigen können und damit Gefahr laufen, wieder in Vergessenheit zu geraten.

Als Gründe für diesen Umstand werden unter anderem die fehlenden Zeitressourcen in der Praxis angeführt, die ein bewusstes Theoretisieren des pflegerischen Handelns nicht erlauben. Ebenso wird kritisiert, dass im Zuge der Ausbildung oder des Studiums keine Querverbindungen zwischen pflegetheoretischem und praktischem Wissen stattfinden. Außerdem wird vorgebracht, dass die Organisationen und Krankenhausbetreiber*innen wenig Sinn im pflegetheoretischen Handeln sehen, womit eine Unterstützung und Förderung zur Integration von Pflegetheorien in der Praxis ausbleibt. Zudem gibt es Informations- und Wissensdefizite in Bezug auf Pflegetheorien (Peterson & Bredow, 2009).

Ebenso wie in der Praxis werden auch in der Lehre limitierte zeitliche Ressourcen als Grund dafür vorgebracht, dass der Einsatz von Pflegetheorien in der didaktischen Vermittlung bzw. die Förderung einer pflegetheoretischen Haltung bei den Studierenden und Auszubildenden behindert wird. Dieser Aspekt wird aber genau dann schlagend, wenn man den vorhin angeführten Kritikpunkt der Pflegepraxis wieder aufgreift, dass im Studium oder in der Ausbildung wenig oder keine diesbezügliche Vorbereitung stattfindet.

Um die pflegerische Versorgungsqualität zu verbessern, ist es entscheidend, dass die Praktiker*innen das wissenschaftliche Wissen von ihrem persönlichen Erfahrungswissen unterscheiden können. Das ist die integralste Eigenschaft professionellen Handelns und kann aktiv durch Pflegetheorien und hier vor allem durch Theorien mittlerer Reichweite unterstützt werden. Damit dieser lebenslange Entwicklungsprozess angestoßen wird, braucht es eine einschlägige Wissensvermittlung bzw. Sensibilisierung bereits während des Studiums oder der Ausbildung.

Meleis und Price (1988) betonen in diesem Zusammenhang die Wichtigkeit der Lehrenden und Hochschullektor*innen. In ihrer Funktion als Wissensvermittler*innen muss es ihnen gelingen, die Studierenden und Auszubildenden von der Sinnhaftigkeit von Pflegetheorien in Lehre, Praxis und Forschung zu überzeugen. Hierfür gilt es kritisch-reflexive Denkprozesse zu fördern, damit die Studierenden und Auszubildenden in den aktiven Diskurs übergehen können. Daneben sollen Best-Practice-Beispiele für den gelungenen Theorie-Praxis-Transfer vorgebracht werden. Außerdem müssen sich die Lehrenden und Hochschullektor*innen über ihre Vorbildfunktion im Klaren sein und diese im Zuge der pflegetheoretischen Wissensvermittlung vorteilhaft einsetzen. Damit auch ein institutioneller Rahmen vorhanden ist und um den bindenden Charakter zu betonen, gilt es, pflegetheoretische Eckpunkte wie auch ausgewählte Pflegetheorien innerhalb der Curricula festzuschreiben.

Daneben können Theorien mittlerer Reichweite für die unmittelbare fachdidaktische Vermittlung in einzelnen Lehrveranstaltungen genutzt werden. Die Nähe zum Praxisfeld sowie zu den zugrunde liegenden Pflegephänomenen lässt ein abstraktes Lernen der Studierenden und Auszubildenden zu und fördert damit nachhaltige wie auch selbst gesteuerte Lernprozesse.

## 2.3 Kritik an den Theorien mittlerer Reichweite

Theorien mittlerer Reichweite werden häufig nicht mit der nötigen begrifflichen Strenge verstanden und klassifiziert. Manche Theorien werden mit dem falschen Abstraktionsniveau ausgewiesen. Ebenso problematisch ist es, wenn die entwickelnden Autor*innen nicht angeben, um welches Abstraktionsniveau es sich bei der publizierten Theorie handelt. Ein Beispiel hierfür ist die Theorie von Beck (1993) „*Teetering on the Edge: A Substantive Theory of Postpartum Depression*“. Die Autorin verweist hier zwar darauf, dass das Ergebnis der Publikation eine Theorie ist, erwähnt das Abstraktionsniveau jedoch nicht. Das lässt Raum für Spekulationen und Unklarheiten.

Daher muss die Grundsatzfrage zugelassen werden, ob es die Unterscheidung bezogen auf das Abstraktionsniveau überhaupt braucht, wenn sie keine bindende Gültigkeit für die Scientific Community hat. Liehr und Smith (1999) betonen daher die Wichtigkeit, dass Forschende ihre Theorie im Hinblick auf das theoretische Spektrum klassifizieren, um für Klarheit zu sorgen.

Ein weiterer Kritikpunkt ist die unüberschaubare Fülle an Theorien mittlerer Reichweite, die zu einer zunehmenden Fragmentierung des akademischen Wissenskörpers der Pflegewissenschaft führt. Dadurch besteht die Gefahr, dass das große Ganze aus dem Blick gerät und keine Zusammenhänge, beispielsweise mit Theorien großer Reichweite, aufgezeigt werden (Peterson & Bredow, 2009).

Ebenso lässt sich kritisch anmerken, dass viele der publizierten Theorien mittlerer Reichweite weder empirisch überprüft noch weiterentwickelt wurden. Das ist insofern problematisch, als hier das von David Hume angesprochene Induktionsproblem zum Tragen kommt.

Dabei wird kritisiert, dass von Einzelfeststellungen nicht logisch, sondern nur empirisch auf einen allgemeinen Sachverhalt geschlossen wird. In der Menschheitsgeschichte konnte immer aus der Erfahrung heraus geschlossen werden, dass die Sonne am nächsten Tag aufgehen wird. Aber die Gesamtheit aller bereits durch die Menschheit erlebten Sonnenaufgänge reicht nicht aus, um daraus mit Sicherheit ableiten zu können, dass die Sonne auch morgen aufgehen wird (Schülein & Reitze, 2021).

Umgelegt auf die Pflegewissenschaft bedeutet das, dass eine induktiv entwickelte Theorie – und viele Theorien mittlerer Reichweite werden auf diesem Weg entwickelt – auch nur eine empirische Beobachtung oder Momentaufnahme darstellt und damit nicht automatisch angenommen werden kann, dass sie „wahr" ist. Erst durch eine Theorietestung kann überprüft werden, ob eine postulierte Pflegetheorie auch tatsächlich die Pflegerealität auf einem höheren Abstraktionsniveau wiedergibt.

Zusammenfassend ist anzumerken, dass stets sowohl die Qualität als auch die Wissenschaftlichkeit von Theorien mittlerer Reichweite kritisch bewertet und neu bewertet werden müssen. Ein diesbezüglicher Ansatz ist die Analyse und Evaluation von Theorien, die im folgenden Teil näher erläutert werden soll.

## 2.4 Analyse und Evaluation von Theorien mittlerer Reichweite

Theorien mittlerer Reichweite unterstützen die Pflegeperson einerseits in einer systematischen, strukturierten und zielgeleiteten Umsetzung von Pflege und Betreuung und rahmen andererseits eine forschungs- und theoriegeleitete pflegerische Praxis. Damit aber entschieden werden kann, ob eine Theorie diesem Anspruchsdenken gerecht wird, gilt es diese auf Reife, Stärken und Schwächen zu hinterfragen, und zwar auf eine systematische Art und Weise.

Meleis (2018) führt die folgenden Gründe an, warum die Evaluation von Theorien grundlegend für die Pflegewissenschaft als Disziplin ist: Zunächst gilt es durch Theorieevaluation einen passenden theoretischen Rahmen für die facheinschlägige Pflegeforschung zu identifizieren. Ebenso ist dadurch die Auswahl von effektiven Leittheorien für einzelne Forschungsprojekte möglich. Durch die Theorieevaluation können zudem unterschiedliche Erklärungsansätze für dieselben Pflegephänomene vergleichend gegenübergestellt werden. Außerdem wird die Hinterfragung der epistemologischen Ansätze innerhalb der Disziplin möglich, indem der soziokulturelle Kontext von Theoretiker*in und Theorie Berücksichtigung findet. Darüber hinaus kann beurteilt werden, ob und wie effizient die gültigen ontologischen Ansätze und Denkschulen einer Disziplin die Pflegerealität abbilden.

In der Literatur werden unterschiedliche Ansätze zur Theorieanalyse und -evaluation genannt. Zu den namhaften pflegetheoretischen Expert*innen zählen unter anderem Jacqueline Fawcett, Afaf Meleis oder Barbara Barnum. Die nächsten Kapitel orientieren sich aber vor allem an den Ansätzen zur Theorieanalyse und -evaluation von Fawcett (1993) und hinterfragen ihre Bedeutung für diese Publikation bzw. den pflegetheoretischen Diskurs.

### 2.4.1 Analyse von Theorien mittlerer Reichweite

Für Fawcett (1993) stellt die Theorieanalyse den ersten Schritt dar, um einen besseren Überblick über eine Theorie zu erhalten. Darauf aufbauend wird die Theorie in ihrer wissenschaftlichen Qualität, Erscheinung und Anwendbarkeit in Forschung und Praxis im Zuge der Theorieevaluation bewertet.

Bei der Theorieanalyse geht Fawcett (1993) in einem Dreischritt vor. Im ersten Schritt wird die Reichweite der Theorie analysiert. Das heißt, es wird hinterfragt, wo sich die Theorie im pflegetheoretischen Spektrum positioniert und welches Abstraktionsniveau davon abgeleitet werden kann. Im zweiten Schritt gilt es den Kontext zu analysieren, in den die Theorie eingebettet ist. Als Grundlage hierfür dienen einerseits das pflegewissenschaftliche Metaparadigma, andererseits auch andere Aspekte wie das philosophische Fundament oder normative Werthaltungen. Im dritten Schritt wird der Inhalt der Theorie analysiert. Das beinhaltet beispielsweise eine Grobbeurteilung der beinhalteten Konzepte oder definierten Vorannahmen. Die folgende Abbildung veranschaulicht den Dreischritt der Theorieanalyse.

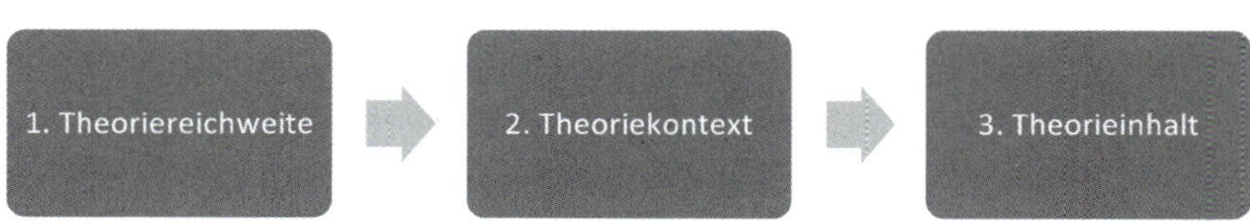


**Abb. 3:** Dreischritt des Theorieanalyseprozesses nach Fawcett (1993)

Barnum (1990) merkt an, dass die analysierende Person den „Lack einer Theorie" abkratzen müsse, um ein tiefes Verständnis möglich zu machen und die Bedeutung und Implikationen einer Theorie zu hinterfragen. Ein Lesen zwischen den Zeilen ist hierfür Voraussetzung. Meleis (2018) betont, dass es wichtig ist, den Hintergrund der Theoretiker*innen zu verstehen. Im Besonderen sollten deren Ausbildung, Erfahrung, professionelles Netzwerk und der soziokulturelle Kontext ihrer Theorie während des Analyseprozesses Berücksichtigung finden. Als Begründung wird unter anderem vorgebracht, dass die Vorannahmen und Erfahrungen der Theoretiker*innen den Theorieentwicklungsprozess und damit die Theorie selbst beeinflussen.

### 2.4.2 Evaluation von Theorien mittlerer Reichweite

Die Theorieevaluation beruht auf Erkenntnissen aus dem oben angeführten Theorieanalyseprozess. Fawcett (1993) schlägt die folgenden vier Schritte vor, um eine Evaluierung von Pflegetheorien möglich zu machen: Zunächst ist die Evaluation des Theoriekontextes anzuführen. Als Bewertungskriterium wird die Bedeutung (*significance*) der Theorie für die Disziplin Pflegewissenschaft herangezogen. Im nächsten Schritt wird der Inhalt der Theorie evaluiert. Hierfür stehen drei Kriterien zur Verfügung: innere Kohärenz (*internal consistency*, also die schlüssige Verbindung der Aussagen in der Theorie), verdichtete Knappheit (*parsimony*, das Wichtigste wird präzise angegeben) und Überprüfbarkeit (*testability*, die Theorie kann in der Praxis mit statistischen Verfahren überprüft werden). Im dritten Schritt der Theorieevaluation wird diese einer Bewertung im Zuge einer empirischen Absicherung unterzogen. Hier wird überprüft, ob die theoretischen Schlussfolgerungen mit empirischen Daten in Übereinstimmung stehen. Den letzten Schritt der Theorieevaluation stellt die Überprüfung der praktischen Umsetzbarkeit dar, also die Frage, wie nützlich die Theorie für die pflegerische Praxis ist. Die folgende Abbildung soll diese vier Schritte und ihre Beziehung zueinander abbilden.

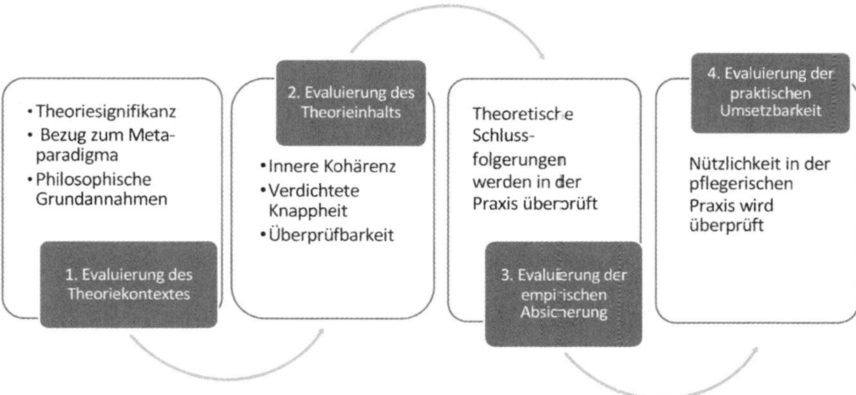


**Abb. 4:** Vier Schritte der Theorieevaluierung nach Fawcett (1993)

Neben diesen vier Schritten nach Fawcett (1993) gibt es noch zwei von Peterson und Bredow (2009) synthetisierte Evaluationszugänge. Das ist einerseits die interne Kritik und andererseits die externe Kritik an Theorien mittlerer Reichweite. Die externe Kritik bezieht sich auf die Authentizität einer Theorie und die interne Kritik auf deren Akkuratheit. Die folgende Tabelle zeigt die einzelnen Kriterien samt Definitionen.

| **Interne Kritik** | |
|---|---|
| **Adäquatheit** | → Adressiert die Theorie die Themen, die sie zu adressieren behauptet?<br>→ Gibt es noch Lücken, die weitere Forschung brauchen? |
| **Klarheit** | → Können die einzelnen Komponenten der Theorie nachvollzogen werden?<br>→ Ist ein rasches Verstehen der theoretischen Grundaussage möglich? |
| **Konsistenz** | → Ist der Gebrauch von Fachbegriffen, Interpretationen, Prinzipien und Methoden stringent? |
| **Logischer Entwicklungsprozess** | → Ist der Entwicklungsprozess der Theorie dokumentiert und lässt sich dieser nachvollziehbar herleiten? |
| **Theorieentwicklungsstufe** | → Lässt sich die Theorie auf das Abstraktionsniveau von Theorien mittlerer Reichweite rückbeziehen? |

| Externe Kritik | |
|---|---|
| **Komplexität** | → Wie viele Konzepte sind in der Theorie enthalten?<br>→ Erscheint die Beschreibung der Theorie kompliziert?<br>→ Kann die Theorie ohne umschweifige Beschreibungen verstanden werden? |
| **Unterscheidung und Einzigartigkeit** | → Wie einzigartig präsentiert sich die Theorie in der Disziplin der Pflegewissenschaft?<br>→ Lässt sie die Ableitung von Hypothesen zu und führt damit zu Forschungsergebnissen, die nicht durch andere Pflegetheorien abgedeckt werden?<br>→ Ist die Theorie präzise und grenzt sie sich von anderen Theorien klar ab? |
| **Übereinstimmung mit der Realität** | → Können die Behauptungen und Annahmen in der Theorie mit der realen Welt in Verbindung gebracht werden?<br>→ Repräsentiert die Theorie die reale Welt?<br>→ Bildet sich die reale Welt so ab, wie sie sich bei den Beurteilenden im Zuge der Theoriereflexion darstellt? |
| **Pragmatismus** | → Kann die Theorie im Praxisfeld Anwendung finden? |
| **Abdeckungsgrad** | → Wie breit oder eng erscheint die Theorie in ihrem Abstraktionsgrad und in welche Settings kann sie dadurch übertragen oder nicht übertragen werden? |
| **Signifikanzgrad** | → Hat die Überprüfung der abgeleiteten Hypothese einen unmittelbaren Effekt auf die Pflegepraxis? |
| **Nützlichkeit** | → Können durch die Theorie Hypothesen abgeleitet werden, die überprüfbar sind? |

Tab. 1: Interne und externe Kritik nach Peterson & Bredow (2009)

Neben diesen allgemeinen Aspekten in Bezug auf die Theorieanalyse und -evaluation gilt es den Abstraktionsgrad der Theorie näher zu hinterfragen. In den letzten Jahren ist ein Trend zu beobachten, dass manche Theorien als Theorien mittlerer Reichweite betitelt werden, aber gar nicht der diesbezüglichen Platzierung im pflegetheoretischen Spektrum entsprechen. Um hier für mehr Klarheit und Abgrenzung zu sorgen, gilt es im folgenden zweiten Teil des Buches ausgewählte Theorien mittlerer Reichweite in diesem Sinne analysierend und kritisch abzubilden.

## 2.5 Literaturverzeichnis

Barnum, B. S. (1990). *Nursing theory: analysis, application, evaluation* (3rd ed.). Scott Foresman & Co.

Beck, C. T. (1993). Teetering on the Edge: A Substantive Theory Of Postpartum Depression. *Nursing Research, 42*(1), 42–48.

Chick, N., & Meleis, A. I. (1986). *Transitions: A nursing concern*. Springer.

Fawcett, J. (1993). *Analysis and evaluation of nursing theories*. F. A. Davis Company.

Lenz, E. R. (1998). Role of middle range theory for nursing research and practice. Part I. Nursing research. *Nurs Leadersh Forum, 3*(1), 24–33.

Liehr, P., & Smith, M. J. (1999). Middle Range Theory: Spinning Research and Practice to Create Knowledge for the New Millennium. *Advances in Nursing Science, 21*(4), 81–91.

Meleis, A. I. (2018). *Theoretical nursing: development and progress* (6th ed.). Wolters Kluwer.

Meleis, A. I., & Price, M. J. (1988). Strategies and conditions for teaching theoretical nursing: An international perspective. *Journal of Advanced Nursing, 13*(5), 592–604.

Merton, R. K. (1968). *Social theory and social structure*. The Free Press Collier Macmillan.

Peterson, S. J., & Bredow, T. S. (2009). *Middle range theories: Application to nursing research* (3rd ed.). Lippincott Williams & Wilkins.

Schülein, J. A., & Reitze, S. (2021). *Wissenschaftstheorie für Einsteiger* (5. Aufl.). facultasUTB.

# TEIL II:
# SPEZIELLER TEIL

In diesem Teil werden die einzelnen in dieser Buchpublikation berücksichtigten Theorien mittlerer Reichweite vorgestellt. Neben dem Aufbau, den eingeschlossenen Konzepten bzw. zugrunde liegenden Phänomenen der Theorien wird deren (mögliche) Bedeutung für Lehre, weitere Forschung und Pflegepraxis diskutiert. Außerdem werden, wie bei Meleis (2018) empfohlen, die theoretischen Hintergründe und Biografien der Autor*innen berücksichtigt, um ein tieferes und nachhaltigeres Verständnis für den Theorieentwicklungsprozess zu ermöglichen.

Die im nächsten Kapitel abgebildete tabellarische Übersicht soll einen ersten Kurzüberblick geben. In den anschließenden Kapiteln werden die einzelnen Theorien vorgestellt, und zwar in alphabetischer Reihenfolge der Namen der Autor*innen.

# 3 Tabellarische Übersicht über die abgehandelten Theorien

| Erscheinungs-jahr/-land | Zentrale Konzepte/Bestandteile der Theorie | Zielgruppe/Setting |
|---|---|---|
| **Cheryl T. Beck: „Auf einem schmalen Grat dahintaumeln" – eine Theorie der postpartalen Depression** | | |
| 1993<br>Vereinigte Staaten von Amerika | Zentrales Phänomen: Kontrollverlust<br>→ Phase 1: Konfrontation mit Terror<br>→ Phase 2: Sterben des Ich<br>→ Phase 3: Kampf um das Überleben<br>→ Phase 4: Wiedererlangung der Kontrolle | Zielgruppe:<br>Schwangere, Wöchnerinnen und Frauen, deren Kinder weniger als ein Jahr alt sind<br>Setting:<br>Peripartale Psychiatrie<br>Gynäkologie/Geburtshilfe<br>Community Health Nursing |
| **Jeanine M. Carr: Theorie über die Familienvigilanz** | | |
| 2014<br>Vereinigte Staaten von Amerika | Konzept der Familienvigilanz:<br>→ Verpflichtung zur Fürsorge<br>→ Resilienz<br>→ Emotionale Turbulenzen<br>→ Dynamisches Verbundensein<br>→ Transition | Zielgruppe:<br>An- und Zugehörige (Familie) von hospitalisierten Personen<br>Setting:<br>Settingunabhängiger Einsatz |

| Georgene G. Eakes, Mary L. Burke und Margaret A. Hainsworth: Theorie der chronischen Trauer/des chronischen Leids | | |
|---|---|---|
| 1998<br>Vereinigte Staaten von Amerika | Zentrales Phänomen: Tiefe Trauer bzw. Traurigkeit/Leiden<br>Faktoren:<br>→ Ungleichheit: Zwischen Ist-Situation und Wunschvorstellung entsteht eine Lücke.<br>→ Verlustsituation: Die Auslöser des Phänomens sind individuell und nicht operationalisierbar.<br>→ Managementmethoden: ineffektive bzw. effektive intrinsische Methode; ineffektive bzw. effektive extrinsische Methode | Zielgruppe:<br>Personengruppen mit chronischen Erkrankungen wie zum Beispiel Multiple Sklerose, Parkinson, onkologische Erkrankungen, Ehepartner*innen von Menschen mit mentaler Erkrankung, von Infertilität Betroffene<br>Setting:<br>Settings mit erlebter Verlustsituation als integraler Bestandteil chronischer Erkrankung und körperlicher Beeinträchtigung |
| **Myra Martz Huth und Shirley M. Moore:<br>Präskriptive Entscheidungstheorie über das akute Schmerzmanagement bei Säuglingen und Kindern** | | |
| 1998<br>Vereinigte Staaten von Amerika | Themenbereich I: Initiales Assessment<br>→ Schmerzgedächtnis<br>→ Aktuelles Schmerz-Assessment<br>→ Individueller Entwicklungsstand<br>→ Coping-Strategien<br>→ Kultureller Hintergrund<br>Themenbereich II: Therapeutische Interventionen<br>→ Gabe von Opioiden und/oder<br>→ Gabe von Nicht-Opioiden zur Analgesie und/oder<br>→ Anwendung von nicht-pharmakologischen Maßnahmen und/oder<br>→ Eltern-Kind-Edukation<br>Themenbereich III:<br>→ Kontinuierliches Assessment und Reassessment<br>→ Nicht-adäquate Schmerzreduktion<br>Outcome: Effektives Schmerzmanagement | Zielgruppe:<br>Säuglinge ab dem 6. Lebensmonat und Kinder bis zum 12. Lebensjahr<br>Setting:<br>Versorgungsbereiche, wo Kinder mit akutem Schmerz konfrontiert werden, z. B. Kinderchirurgie |

| Erscheinungsjahr/-land | Zentrale Konzepte/Bestandteile der Theorie | Zielgruppe/Setting |
|---|---|---|
| **Margaret H. Kearney: Immerwährende Liebe – Eine Grounded Formal Theory über die Erfahrung von Frauen mit häuslicher Gewalt** | | |
| 2001<br>Vereinigte Staaten von Amerika | Zentrales Phänomen: Immerwährende Liebe<br>→ Phase 1: Das wollte ich so<br>→ Phase 2: Je mehr ich mache, desto weniger bin ich<br>→ Phase 3: Ich hatte genug<br>→ Phase 4: Ich fand mich immer mehr selbst | Zielgruppe:<br>Frauen und Kinder, die mit häuslicher Gewalt konfrontiert sind<br>Setting:<br>Zentrale Notaufnahme, Unfallchirurgie, Geburtshilfe/ Gynäkologie, Psychiatrie, Community Health Nursing |
| **Katherine Kolcaba: Theorie zur Förderung des Wohlbefindens und Trosts** | | |
| 1994<br>Vereinigte Staaten von Amerika | Zentrales Phänomen: Comfort<br>Comfort beschreibt eine stärkende Erfahrung mit dem Erleben von Behaglichkeit und Erleichterung bis hin zu Transzendenz<br>Zentrale Begrifflichkeiten:<br>→ Pflegebedarf: Zusammenspiel körperlicher Gesundheitseinbußen und daraus resultierender Bedarf an pflegerischer Unterstützung<br>→ Pflegeinterventionen: Wohlbefinden erhaltende und steigernde Maßnahmen<br>→ Beeinflussende Variablen: Alter, Gender usw.<br>→ Gesteigertes Wohlbefinden: Erleichterung, Ruhe, Loslösung von physischen Voraussetzungen usw.<br>→ Gesundheitsbewusstsein: Bewusstsein über Handlungen, die zu (Wieder-)Erlangung und Erhalt der Gesundheit führen | Zielgruppe:<br>Personen, die verunsichernde und beängstigende Situationen erleben<br>Setting:<br>Jedes Setting, in dem Betroffene Bedarf an Trost erleben und durch die Situation kein Wohlbefinden empfinden<br>Wichtige Basis für eine gelingende interdisziplinäre Zusammenarbeit |

| **Elizabeth R. Lenz, Frederik Suppe, Andrey G. Gift, Linda C. Pugh und Renee Milligan: Theorie unangenehmer Symptome** | | |
|---|---|---|
| 1995<br>Vereinigte Staaten von Amerika | Drei Hauptkomponenten:<br>1. Die individuell erlebten Symptome der Betroffenen<br>2. Die Faktoren, welche die Art des Symptomerlebens hervorrufen bzw. beeinflussen<br>3. Die aus dem Symptomerleben resultierenden Konsequenzen für die Betroffenen<br>Beeinflussende Faktoren der Ausprägung unangenehmer Symptome:<br>1. Physische Faktoren<br>2. Psychische Faktoren<br>3. Situationsspezifische Faktoren<br>Symptome variieren in Intensität, Qualität und Leidensdruck/Disstress | Zielgruppe:<br>Erkrankte mit dem Erleben unangenehmer Symptome<br>Setting:<br>Settingunabhängiger Einsatz |
| **Brendan McCormack und Tanya McCance: Personenzentrierte Pflegepraxis** | | |
| 2017<br>Vereinigtes Königreich | Person-centred Practice Framework<br>4 Dimensionen (in einen Makrokontext eingebettet):<br>→ Dimension 1: Personenbezogene Voraussetzungen<br>→ Dimension 2: Beeinflussende Umweltfaktoren<br>→ Dimension 3: Personenzentrierte Prozesse<br>→ Dimension 4: Personenzentrierte Outcomes | Zielgruppe:<br>Menschen aller Altersgruppen<br>Setting:<br>Settingunabhängiger Einsatz |

| Erscheinungs-jahr/-land | Zentrale Konzepte/Bestandteile der Theorie | Zielgruppe/Setting |
|---|---|---|
| **Afaf Meleis: Transitionstheorie** | | |
| 1986*<br>1997<br>2000<br>Vereinigte Staaten von Amerika | Transitionserfahrung (Übergangserfahrung)<br>Zentrale Aussagen:<br>→ Transitionen sind in ihrer Struktur komplex und multidimensional.<br>→ Alle Übergänge zeichnen sich durch einen zeitlichen Verlauf aus.<br>→ Übergänge führen zu Veränderungen der Identität der betroffenen Personen, Rollen, Beziehungen, Fähigkeiten und Verhaltensmuster.<br>→ Übergänge sind natürliche Prozesse, welche zur Veränderung von Lebensmustern führen und sich in allen Individuen manifestieren.<br>Kerninhalte:<br>→ Arten und Muster von Übergängen<br>→ Eigenschaften von Übergangserfahrungen<br>→ Übergangsbedingungen<br>→ Prozessindikatoren<br>→ Ergebnisindikatoren<br>→ Pflegetherapeutischer Ansatz | Zielgruppe:<br>Personen, die im Lauf des Lebens Veränderungsprozesse erleben<br>Setting:<br>Settingunabhängiger Einsatz |
| **Julie L. Valentine, L. Kathleen Sekula und Virginia Lynch: Konstruierte Theorie der forensischen Gesundheits- und Krankenpflege** | | |
| 2020<br>Vereinigte Staaten von Amerika/ Vereinigtes Königreich | Zentrale Begrifflichkeiten:<br>→ Forensische Gesundheits- und Krankenpflegeperson<br>→ Forensische Gesundheits- und Krankenpflege<br>→ Patient*innen<br>→ Gesundheit<br>→ Forensische Beweismittelsicherung<br>→ Forensische Wissenschaft<br>→ Justizsystem | Zielgruppe:<br>Opfer von emotionaler, körperlicher oder sexueller Gewalt aller Altersstufen, wie auch Täter*innen bzw. Verdächtige von Gewaltverbrechen<br>Setting:<br>Notfallambulanzen, unfallchirurgische Versorgungseinrichtungen, Pädiatrien, gynäkologisch-geburtshilfliche Einrichtungen |

Tab. 2: Übersicht der dargestellten Theorien mittlerer Reichweite
*Die Theorie entstand anhand mehrerer Weiterentwicklungen (Auszug): Chick & Meleis (1986); Meleis (1997); Schumacher, Jones & Meleis (2000).

# 4 Beck (1993): „Auf einem schmalen Grat dahintaumeln" – eine Theorie der postpartalen Depression

| | |
|---|---|
| **Autorin** | Cheryl T. Beck |
| **Erscheinungsjahr** | 1993 |
| **Land der Publikation** | Vereinigte Staaten von Amerika |
| **Zentrale Konzepte/ Bestandteile der Theorie** | Zentrales Phänomen: Kontrollverlust<br>→ Phase 1: Konfrontation mit Terror<br>→ Phase 2: Sterben des Ich<br>→ Phase 3: Um das Überleben kämpfen<br>→ Phase 4: Wiedererlangung von Kontrolle |
| **Zielgruppe** | Schwangere, Wöchnerinnen und Frauen, deren Kinder weniger als ein Jahr alt sind |
| **Setting** | Peripartale Psychiatrie, Gynäkologie/Geburtshilfe, Community Health Nursing |

Tab. 3: Übersicht – Auf einem schmalen Grat dahintaumeln (Beck, 1993)

Schwangerschaft, Geburt und Transition in die Elternschaft sind Veränderungsprozesse, die mit positiven Emotionen assoziiert werden. Die Gesellschaft suggeriert, dass Mutterschaft mit Vollkommenheit, Erfüllung, Glück und vor allem bedingungsloser Liebe einhergeht. Es fällt schwer, sich bei diesen Attributen etwas Gegenteiliges vorzustellen. Doch was passiert, wenn die Realität nicht dieser Vorstellung entspricht? Wie ergeht es den Frauen, die keine dahingehenden Gefühle entwickeln und gleichzeitig von der Gesellschaft mit einem solchen Normativ konfrontiert werden?

Die US-amerikanische Pflegewissenschaftlerin Cheryl Tatano Beck hat ihren Forschungsfokus genau auf dieses Phänomen gerichtet. Nach einer über 20 Jahre andauernden Forschungstätigkeit in diesem Feld hat sie im Jahr 1993 eine Theorie mittlerer Reichweite über die postpartale Depression publiziert: *„Teetering on the Edge: a Substantive Theory of Postpartum Depression"*. Frei ins Deutsche übersetzt bedeutet der Titel: auf einem schmalen Grat dahintaumeln (Beck, 1993). Damit wird die Lebenssituation von Frauen versinnbildlicht, die in der peripartalen Phase mit einer psychiatrischen Erkrankung konfrontiert werden. Die Zielgruppe der Theorie schließt damit Schwangere, Wöchnerinnen und Frauen, deren Kinder weniger als ein Jahr alt sind, ein.

## 4.1 Hintergründe und Entwicklung

Cheryl T. Beck erwarb zunächst einen Bachelorabschluss in der Gesundheits- und Krankenpflege und absolvierte im Anschluss ein spezialisiertes Masterprogramm für die Pflege von Wöchnerinnen und Neugeborenen an der Yale University. Damit erwarb sie auch die Berufsberechtigung als Hebamme. Danach absolvierte sie ein Doktoratsstudium der Pflegewissenschaft. Im Zuge ihrer Dissertation erhob sie Erfahrungen von gebärenden Frauen (Masters, 2015). Aus ihrem Lebenslauf und ihren bildungsbezogenen Qualifikationen lässt sich auf ihr bevorzugtes Forschungsinteresse schließen: die Pflege und Betreuung von Schwangeren, Wöchnerinnen und Neugeborenen.

Ausgangspunkt für ihre Theorie war eine Arbeit zum Thema der postpartalen Depression, wo Beck (1991a) im Speziellen das Entlassungsmanagement von Patient*innen in facheinschlägigen Institutionen untersuchte. Dabei stellte sie fest, dass die psychoemotionalen Versorgungsbedürfnisse der Frauen wenig bis keine Berücksichtigung fanden. Sie attestierte eine schwerwiegende Versorgungslücke im Bereich der Pflege und vor allem in der Nachbetreuung von Wöchnerinnen. Darauf aufbauend befasste sich Beck (1991b) im Besonderen mit dem Phänomen des „maternity blues". Sie grenzte es auf theoretischer Ebene von anderen Konzepten wie der postpartalen Psychose oder der postpartalen Depression ab, die in der Praxis häufig nicht voneinander unterschieden werden.

Beck (1993) stellte fest, dass es wenige qualitative Publikationen gab, die das Erleben der betroffenen Frauen adressieren. Ihr Forschungsinteresse war daher, dieses besser abzubilden.

Als Konsequenz führte sie zwei weitere Studien durch. Bei der ersten Studie handelte es sich um die Erhebung des Erlebens von Frauen mit einer postpartalen Depression. Hierfür verwendete sie einen phänomenologischen Ansatz (Beck, 1992). Bei der zweiten Studie, die gleichzeitig auch die Publikation dieser Theorie darstellt, griff die Forscherin auf die Grounded-Theory-Methodologie zurück. Sie wollte damit den prozesshaften Charakter einer postpartalen Depression für die betroffenen Frauen abbilden (Beck, 1993).

Für die Theoriebildung fand eine Triangulation beider Studien statt. Das Triangulieren ist eine Art von vergleichendem Zusammenfassen, wo ein Phänomen aus verschiedenen Blickwinkeln bzw. Positionen beleuchtet wird. Im Fall der Theorie der postpartalen Depression kommt die Triangulation durch die unterschiedlichen methodischen Zugänge der oben angeführten Studien zustande (Beck, 1993). Der erste Blickwinkel ist der phänomenologische Zugang zur Erhebung des Erlebens von Frauen mit postpartaler Depression und der zweite Blickwinkel ist der durchgemachte Entwicklungs- und Anpassungsprozess der betroffenen Frauen. Dieser wurde mit der Grounded-Theory-Methodologie abgebildet (Beck, 1993).

Nach der Erstpublikation im Jahr 1993 steht die Theorie bis heute in kontinuierlicher Weiterentwicklung (Masters, 2015).

## 4.2 Aufbau und Bestandteile der Theorie

Mit der phänomenologischen Studie, in der Beck (1992) das Erleben von sieben Frauen nach einer postpartalen Depression erhoben hat, wurde das Fundament für ihre Theorie der postpartalen Depression gelegt. Im Zuge dieses Vorgehens wollte die Forscherin spezifische soziopsychologische Probleme identifizieren, die im Rahmen einer postpartalen Depression auftreten können. Dabei konnte sie 45 Äußerungen erheben, die von ihr zu elf Themenkomplexen verdichtet wurden. Die folgende Abbildung bildet diese ab.

1. Unerträgliche Einsamkeit und das Gefühl von allen unverstanden zu sein
2. Den Tod als möglichen Ausweg in Erwägung ziehen
3. Zwanghaftes Gedankenkreisen eine schlechte Mutter zu sein
4. Überwältigende Furcht, dass die Normalität unwiederbringlich verloren ist
5. Gefühl der Leere und fehlender Anschluss zu früheren Interessen und Zielen
6. Erdrückende Schuldgefühle über Gedankenspiele, dem eigenen Kind Leid anzutun
7. Getrübte geistige Prozesse und Konzentrations-schwierigkeiten
8. Sich selbst als Roboter wahrnehmen, der nur Bewegungsabläufe ausführt
9. Das Gefühl aufgrund von unkontrollierbarer Angst knapp am Abgrund des Wahnsinns zu stehen
10. Kontrollverlust über die eigenen Emotionen
11. Überwältigendes Gefühl der Ungewissheit und das Bedürfnis nach Bemutterung
Postpartale Depression

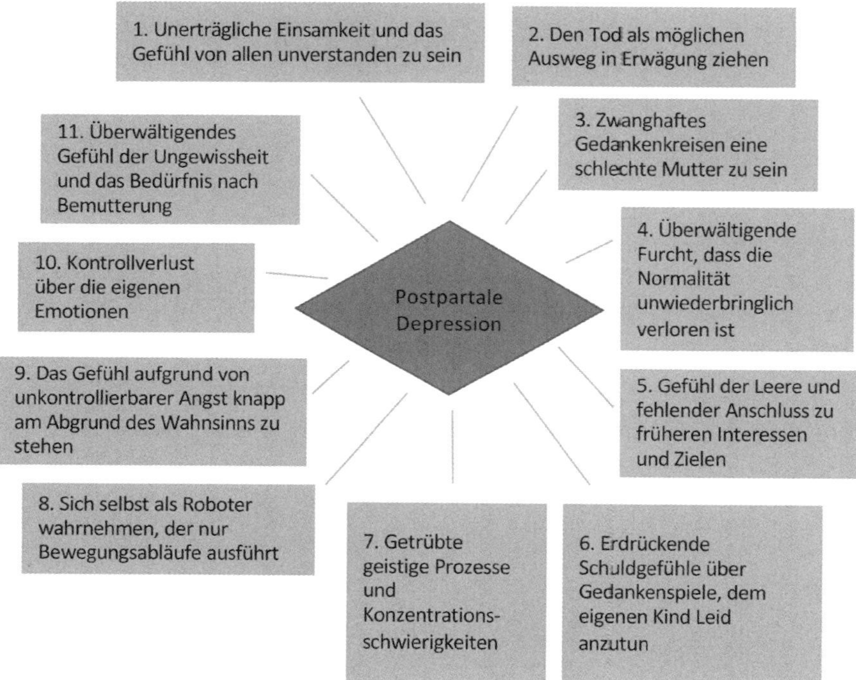

**Abb. 5:** Themenkomplexe der postpartalen Depression nach Beck (1992)

Im Anschluss führte Beck (1993) eine weitere Studie mit der Grounded-Theory-Methodologie durch. In einem Zeitraum von 18 Monaten wurden Frauen beobachtet, die an einer Selbsthilfegruppe für Frauen mit postpartalen Depressionen teilnahmen. Mit zwölf dieser Frauen wurden vertiefende Interviews geführt.

Die postpartale Depression wird von den betroffenen Frauen als ein Taumeln auf einem schmalen Grat zwischen mentaler Gesundheit und Wahnsinn beschrieben. Im Zuge dieses Drahtseilaktes erleben sie einen umfassenden Kontrollverlust über das eigene Leben. Dieser hat vier Phasen, welche gleichzeitig die zentralen Konzepte der Theorie darstellen. Die auf der nächsten Seite folgende Abbildung veranschaulicht diese Phasen und ihre Beziehung zueinander.

Phase I:
Konfrontation mit Terror
Grauenhafte Angst- und Panikattacken
Zwanghaftes Gedankenkreisen
Zunehmende Konzentrations-schwierigkeit und Eintrübung
Phase II:
Sterben des Ich
Sich selbst nicht mehr erkennen
Isolierung von der Außenwelt
Suizidales Gedankenspiel und Selbstdestruktion
Phase III:
Kampf um das Überleben
Professionelle Unterstützung einfordern
Spirituelle Angebote zur Entlastung nutzen
Trost in Selbsthilfegruppen suchen
Phase IV:
Wiedererlangung der Kontrolle
Genesungs-prozess mit unvorherseh-barem Verlauf
Trauer um verlorene Zeit
Begleitete Genesung

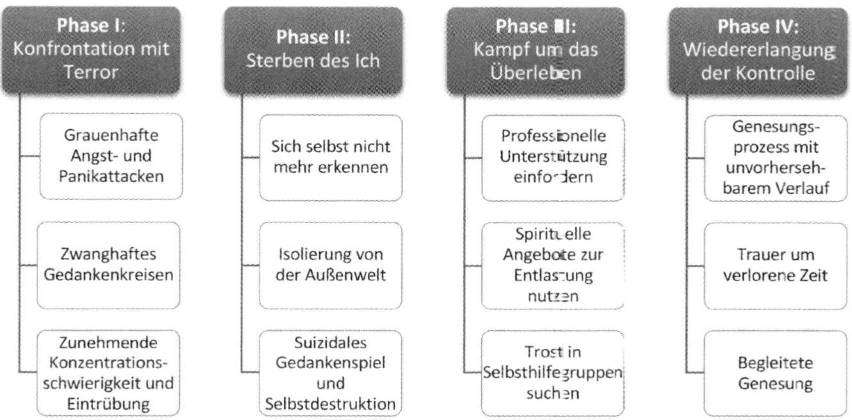

**Abb. 6:** Der Vier-Phasen-Prozess beim „Taumeln auf einem schmalen Grat" aufgrund einer postpartalen Depression nach Beck (1993)

Die erste Phase ist die *Konfrontation mit Terror (Encountering Terror)*. Dann folgt ein *Sterben des Ich (Dying of Self)*. Die dritte Phase ist das *Kämpfen um das Überleben (Struggling to Survive)*. In der vierten und letzten Phase kommt es zur *Wiedererlangung der Kontrolle (Regaining Control)* (Beck, 1993).

Die einzelnen Phasen stehen in einer Ablaufhierarchie und sind immer unter Rückbezug auf ein zentrales Phänomen der Theorie, den zugrunde liegenden Kontrollverlust, zu verstehen. Phase I bezieht sich auf die Symptome der Krankheit und damit auch auf die kontextuellen *Ausgangsbedingungen*; Phase II ist eine *Konsequenz* dieser Initialphase. Phase III bildet ab, welche *Bewältigungsstrategien* die Frauen einsetzen, und Phase IV ist die Wiedererlangung von Kontrolle über das eigene Leben und als *Konsequenz* von Phase III zu verstehen (Beck, 1993).

## 4.3 Die vier Phasen zur Wiedererlangung der Kontrolle

In diesem Kapitel werden die in Abbildung 6 aufgezeigten Phasen näher beschrieben und ihre Bedeutung und ihre Zusammenhänge werden dargelegt, um den Erkrankungs- und Genesungsprozess von Frauen mit postpartaler Depression näher zu skizzieren.

### 4.3.1 Phase I: Konfrontation mit Terror

Diese erste Phase stellt nach Beck (1993) den Zustand dar, in dem sich Frauen befinden, wenn sie an einer postpartalen Depression erkranken. Sie erleben einen umfassenden Kontrollverlust über das eigene Leben. Eine wesentliche Eigenschaft dieser Initialphase ist, dass die Frauen plötzlich und unerwartet mit der Krankheit und ihren Folgen konfrontiert werden. Die ersten Symptome können wenige Wochen nach der Geburt, aber auch erst Monate später auftreten. Diese Phase wird als ein Gefangensein im finsteren Kerker beschrieben, mit dem vollkommenen Fehlen von jeglicher Flucht- oder Entlastungsmöglichkeit. Drei charakteristische Symptome können auftreten. Erstens: *grauenhafte Angst- und Panikattacken*, die betroffene Frauen mit einem „Wahnsinnigwerden" vergleichen. Dazu kommen Angst und die Angst vor der Angst, die zu Panik führt, durch die sie sich gelähmt fühlen. Außerdem kommt es zu einem *zwanghaften Gedankenkreisen*, mit dem die Frauen über Stunden konfrontiert sind, was dazu führt, dass sie nicht für sich und ihre Familien sorgen können. Damit stehen auch Ein- und Durchschlafprobleme in Verbindung, die die Lebenssituation noch zusätzlich erschweren. Das dritte Symptom ist eine *zunehmende Konzentrationsschwäche und Eintrübung*. Das führt dazu, dass sich die Frauen weder um sich selbst noch um ihre Familien kümmern können. Zudem kommt es zu einem Verlust von Lebensqualität.

### 4.3.2 Phase II: Sterben des Ich

Als eine Folge der Symptome in der Initialphase erleben die erkrankten Frauen in der zweiten Phase ein *Sterben des Ich*. Es lassen sich drei mögliche Konsequenzen davon unterscheiden. Die erste ist ein *Sich-selbst-nicht-mehr-Erkennen*. Weder sie selbst noch ihre An- und Zugehörigen erkennen die Erkrankten wieder. Die Frauen fühlen sich lustlos und von jeglichen Emotionen befreit. Ihr Dasein ist auf ein Funktionieren beschränkt, wie bei einer Maschine oder einem Roboter. Die zweite Konsequenz ist eine *Isolierung von der Außenwelt*. Die Frauen ziehen sich zurück und brechen soziale Kontakte ab. Das betrifft sowohl die Familien als auch den Freundeskreis. Die dritte

Konsequenz ist ein *suizidales Gedankenspiel und eine Selbstdestruktion*. Hier kann eine bis zur Verwahrlosung gehende Selbstvernachlässigung bestehen und es können immer wieder suizidale Gedanken auftreten. Dabei kommen aber auch Schuldgefühle auf, das Kind oder die Familie im Stich zu lassen. Neben diesen autodestruktiven Gedanken treten gleichzeitig auch Gedanken auf, dem eigenen Kind Leid anzutun, was mit weiteren Schuldgefühlen einhergeht.

### 4.3.3 Phase III: Kampf um das Überleben

Die Konsequenzen der Phase II sind nach Beck (1993) eine schwerwiegende Bedrohung für Leib und Leben der betroffenen Frauen und ebenso für ihre Kinder. Um ein Weiterleben zu ermöglichen, müssen durch sie gegenregulierende Strategien unter hohem Aufwand umgesetzt werden. Dies geschieht in der dritten Phase. In der Theorie werden drei Strategien beschrieben. Bei der ersten Strategie geht es darum, *professionelle Hilfe einzufordern*. Der Entschluss, Hilfe und Unterstützung anzunehmen, setzt einen Prozess der Entwicklung und des Annehmens voraus. Die Frauen sind eher gehemmt, da sie das Vernachlässigen ihrer mütterlichen Rolle als ein persönliches Versagen ansehen. Dadurch kann es auch sein, dass die unterstützenden Professionalist*innen anfangs mit Ablehnung oder gar Aggression konfrontiert werden. Die nächste Strategie ist, *Trost in Selbsthilfegruppen zu suchen*. Bei Menschen, die gleiche oder ähnliche Erfahrungen gemacht haben, wird Hilfe und Unterstützung gesucht. Eine weitere Strategie der Frauen ist es, *spirituelle Angebote zur Entlastung zu nutzen;* der Glaube und das Gebet können für manche Frauen unterstützend und entlastend wirken.

Diese Strategie muss jedoch differenziert betrachtet werden. Viele Frauen leiden nicht nur an einer postpartalen Depression, sondern haben auch eine produktive psychotische Symptomatik. In einem solchen Fall wäre diese Bewältigungsstrategie als äußerst defensiv anzusehen und könnte den Gesundheitszustand der Frauen bedeutend verschlechtern.

### 4.3.4 Phase IV: Wiedererlangung der Kontrolle

Die vierte und abschließende Phase ist nach Beck (1993) ein langwieriger Prozess, der aus drei Konsequenzen aus den in Phase III initiierten Bewältigungsstrategien besteht. Als erste Konsequenz kommt es zu einem *Genesungsprozess mit unvorhersehbarem Verlauf*, der sehr langsam und zögerlich und ohne jegliche Kontinuität verläuft. Dieser Prozess kann folgendermaßen beschrieben werden: Es kann sein, dass man an einem Tag einen Schritt vorankommt und am nächsten Tag wieder zwei Schritte rückwärtsgeht. Der Genesungsprozess beansprucht Zeit und Geduld. Die zweite Konsequenz ist eine *Trauer um die verlorene Zeit*. Die Frauen verspüren Trauer darüber, dass sie wichtige Entwicklungsschritte des Kindes verpasst haben. Selbstmitleid stellt sich ein, da sie die Entwicklungsschritte aufgrund ihres Zustandes nicht entsprechend würdigen konnten. Die dritte Konsequenz ist die *begleitete Genesung* und ist als das Wiedererlangen der Kontrolle über das eigene Leben zu verstehen. Trotz der Genesung hinterlässt die postpartale Depression jedoch Spuren bei den betroffenen Frauen und prägt sie für das weitere Leben.

Um dem Auftreten einer postpartalen Depression mit den in diesem Kapitel beschriebenen Phasen entgegenzuwirken, gilt es, Risikofaktoren frühzeitig zu identifizieren. Das nächste Kapitel widmet sich diesen Faktoren und erläutert sie näher.

## 4.4 Risikofaktoren

Die Theorie wurde im Laufe der Jahre weiterentwickelt. Eine fundamentale Erweiterung war die Identifikation von Risikofaktoren. Damit kann die Theorie auch als ein Präventionsinstrument dienen, damit es erst gar nicht zur Ausbildung einer postpartalen Depression kommt.

Beck (2001) hat 84 quantitative Studien aus den 1980er- und 1990er-Jahren im Rahmen einer Metaanalyse zusammengefasst. Dabei wurde die Beziehung der postpartalen Depression mit den ihr zugrunde liegenden Risikofaktoren untersucht. Es konnten 13 signifikante Risikofaktoren für die

Entwicklung einer postpartalen Depression identifiziert werden. Signifikant meint in diesem Zusammenhang, dass der Beziehungseffekt zwischen den Variablen und dem Auftreten einer postpartalen Depression zu groß ist, um als zufällig zu gelten. Außerdem wurde die Effektstärke der Beziehungen zwischen Risikofaktoren und dem Auftreten von postpartaler Depression berechnet. Zehn Faktoren hatten einen mittleren und drei einen kleineren Effekt.

Die folgende Abbildung soll die Risikofaktoren veranschaulichen. Die dunkel gehaltenen Einflussfaktoren haben dabei einen mittleren und die hell gehaltenen einen kleineren Effekt.

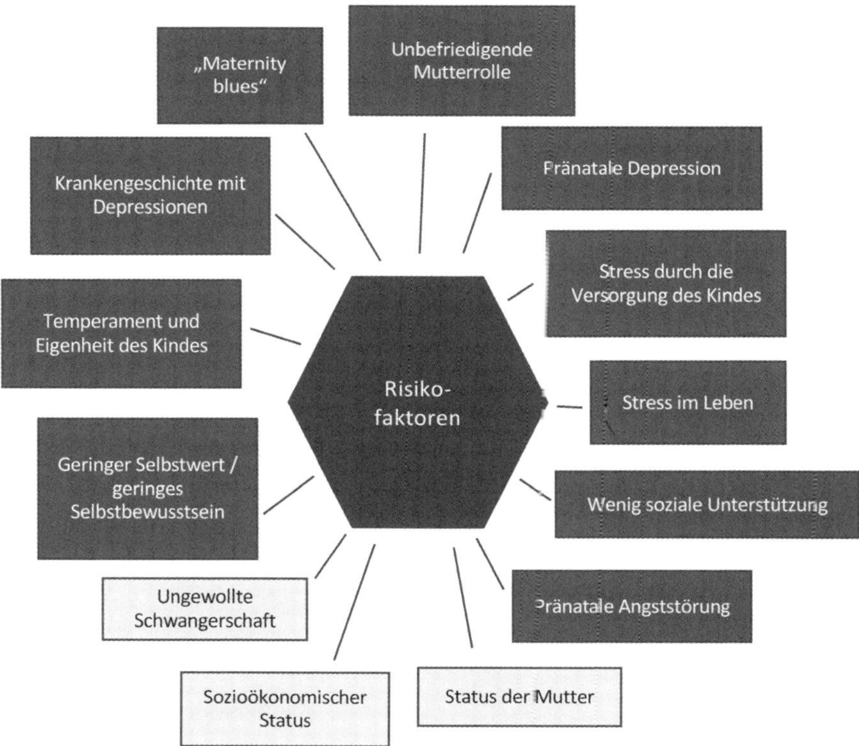


**Abb. 7:** Risikofaktoren für eine postpartale Depression nach Beck (2001)

## 4.5 Die Theorie der postpartalen Depression als theoretischer Rahmen

In diesem Kapitel werden die Anwendungen der Theorie näher beleuchtet. Dabei werden zunächst die Ansätze in Lehre und Forschung dargestellt und anschließend wird erläutert, welche Implikationen die Theorie für die Pflegepraxis hat oder haben könnte.

### 4.5.1 Bedeutung für Lehre und Forschung

Die Theorie überzeugt sowohl durch ihre interne Konsistenz wie auch durch ihre Kongruenz. Bereits die problemlose Überführbarkeit der von Beck (1992) identifizierten Aspekte bezüglich des Erlebens von Frauen mit postpartaler Depression in die Theorie lässt auf deren Stärke schließen. Ferner wurde die Theorie ständig weiterentwickelt, wie am Beispiel der im Vorkapitel abgebildeten Risikofaktoren ersichtlich ist. Aber auch Effekte auf die Eltern-Kind-Interaktion, die Familie und die kindliche Entwicklung wurden untersucht.

Alle bisherigen Forschungsansätze waren eher quantitativer Natur. Daher wird angenommen, dass einige Aspekte des Erlebens dieser Frauen noch nicht gänzlich aufgezeigt wurden. Im Besonderen stellt sich die Frage, ob es einen Unterschied zwischen dem städtischen und dem ländlichen Raum gibt, denn die bisherige Forschung hat nur betroffene Frauen in Ballungszentren eingeschlossen. Die Effekte des Phänomens in ländlichen Regionen ohne ausgeprägte Infrastruktur wurden noch nicht berücksichtigt. Damit besteht ein Bedarf für qualitative Studien (Lasiuk & Ferguson, 2005; Marsh, 2013).

Die Theorie zeichnet sich außerdem durch empirische Adäquatheit aus. Die Generalisierbarkeit wurde durch Testungen mit verschiedenen Studiendesigns und unterschiedlichen Populationen bestätigt (Lasiuk & Ferguson, 2005; Masters, 2015). Daneben wurden auf der Theorie aufbauend Assessmentinstrumente entwickelt, die den Qualitätskriterien von Objektivität, Reliabilität, Validität sowie Sensitivität und Spezifität genügen: zum einen ein Erhebungsinstrument für das Risiko einer postpartalen Depression, das *„Postpartum Depression Predictors Inventory – Revised, PDPI-R“* (Beck et al.,

2006), und zum anderen ein Screeninginstrument zur Erhebung von postpartalen Depressionen, die *„Postpartum Depression Screening Scale, PDSS"* (Beck & Gable, 2000).

In Bezug auf die Lehre kommt Marsh (2013) zu der Erkenntnis, dass es überraschend wenig Literatur über die didaktische Vermittlung dieser Theorie gibt, und das sowohl im ausbildungs- als auch im weiterbildungsbezogenen Kontext. Außerdem sind in der Literatur keine outcomebezogenen Kriterien darüber zu finden, welche Kompetenzen Pflegepersonen im Zuge der praktischen Umsetzung dieser Theorie aufweisen müssen.

Grundsätzlich kann aber festgestellt werden, dass die Theorie sich gut eignet, um Wissen über postpartale Depression zu vermitteln. Zudem kann sie zur Sensibilisierung von Studierenden, Auszubildenden sowie facheinschlägig tätigen Pflegepersonen angewendet werden. Mit ihrer Verwendung in der Lehre kann ein weitreichender Schritt zur Entstigmatisierung von psychiatrischen Erkrankungen in der Peripartalphase gesetzt werden. Außerdem stellt die Theorie einen brauchbaren theoretischen Rahmen für Qualifikationsarbeiten in pflege- und gesundheitswissenschaftlichen Studiengängen dar, und das sowohl auf der Bachelor- als auch auf der Masterebene.

### 4.5.2 Anwendung in der Pflegepraxis

Durch die ausgedehnte Elaborierung, also die breite, solide und differenzierte Entwicklung der Theorie, kann sie in verschiedenen Bereichen der Praxis Anwendung finden. Vor allem erlaubt sie Praktiker*innen, ein vertieftes Verständnis für die Lebenswirklichkeit und die Lebensumstände von Frauen mit postpartaler Depression sowie von ihren Familien zu entwickeln. Damit kann die Theorie dahingehend genutzt werden, Pflegepersonen in Hinblick auf die speziellen Bedürfnis- und Bedarfsbereiche der betroffenen Frauen und ihrer Familien zu sensibilisieren. Sie ist aber nicht nur der Gesundheits- und Krankenpflege vorbehalten, sondern kann auch Anwendung in verwandten Disziplinen wie der der Hebammen, der Mediziner*innen oder der Physiotherapeut*innen finden. Außerdem ist die Theorie in ihrer praktischen Anwendung nicht nur auf psychiatrische Versorgungseinrichtungen beschränkt. Vielmehr gilt es ihren Einzug in alle Bereiche zu fördern, in denen

Schwangere, Wöchnerinnen und Frauen, deren Kinder weniger als ein Jahr alt sind, Pflege und Betreuung in Anspruch nehmen. Das umfasst sowohl intra- als auch extramurale Institutionen.

Außerdem kann die Theorie durch die entwickelten Assessmentinstrumente in der Prävention und Gesundheitsförderung Einsatz finden. Damit stellt sie auch eine rahmende Theorie für Aufklärungs-, Beratungs- und Sensibilisierungskampagnen im Sinne von Public Health Nursing oder Community Health Nursing dar. Beispielsweise könnte die Etablierung von standardisierten Follow-up-Telefonanrufen angedacht werden. Des Weiteren kann die Theorie ein strukturierendes Element für Einschulungsprogramme von Pflegepersonen in facheinschlägigen Versorgungseinrichtungen sein.

Die Kombinierbarkeit des Pflegeprozesses mit der Theorie zur postpartalen Depression fand in der Theorieentwicklung keine Berücksichtigung. Trotzdem können Teilaspekte der Theorie Anwendung in den einzelnen Schritten des Pflegeprozesses finden (Masters, 2015). So führen Beck et al. (2006) an, dass schwangere Frauen einmal pro Trimester mit dem *PDPI-R* auf Risikofaktoren für eine postpartale Depression gescreent werden sollten. Außerdem wird empfohlen, dass alle Wöchnerinnen zumindest bei der Entlassung mit dem *PDPI-R* auf Risikofaktoren bzw. mit der *PDSS* auf Symptome einer postpartalen Depression untersucht werden sollten (Beck & Gable, 2000). Werden Risikofaktoren identifiziert, gilt es gegenregulierende Pflegemaßnahmen zu planen, um die Wahrscheinlichkeit für die Entwicklung einer postpartalen Depression zu reduzieren. Diese Maßnahmen könnten neben Beratung auch psychoedukative Aspekte beinhalten. Bei der bevorstehenden Entlassung sollte auf jeden Fall ein Wiedervorstellungstermin oder eine externe Weiterbetreuung festgelegt werden. Auch die Kontaktaufnahme mit einer Selbsthilfegruppe kann eine dahingehende Pflegemaßnahme sein (Beck et al., 2006). Für die Evaluation der gesetzten Pflegemaßnahmen gilt es vorab entsprechende Ziele zu definieren. Diese beziehen sich darauf, dass die Frauen keine einschlägigen Symptome entwickeln. Ein Ziel könnte zum Beispiel sein, dass eine betroffene Frau fähig ist, bei autodestruktiven oder suizidalen Gedanken den Kontakt mit der Pflegeperson herzustellen. Ein weiteres Beispiel für eine Zielformulierung wäre, dass die Frau Interaktionsimpulse des Säuglings mit einem Lächeln erwidern kann. In Bezug auf die Evaluation ist bei den outcomebezogenen Kriterien zu bedenken, dass der Genesungsprozess der Frauen phasenhaft sein kann. Die festgelegten Ziele müssen diesen Umstand berücksichtigen, damit der Genesungsprozess nicht nachteilig beeinflusst wird, wenn die Zielerreichung nicht linear verläuft.

Abschließend gilt es noch einen weiteren Aspekt in der praktischen Anwendung der Theorie zu erwähnen. Die postpartale Depression im Sinne dieser Theorie ist ein rein pflegewissenschaftliches Konzept und beschreibt die Lebenswirklichkeit und darauf aufbauend die Pflegebedürfnisse von Frauen, die an einer postpartalen Depression erkrankt sind. Dieses Konzept muss jedoch differenziert von einer ärztlich attestierten Diagnose einer wochenbettassoziierten Depression verstanden werden.

Der von der Weltgesundheitsorganisation herausgegebene ICD-Kodex definiert dieses Krankheitsbild nicht isoliert, sondern fasst die diesbezüglichen Erkrankungen als die psychischen Verhaltensstörungen im Wochenbett zusammen, die anderenorts nicht klassifiziert werden (Dilling & Freyberger, 2019).

Der Einsatz von einschlägigen Screeninginstrumenten durch die Pflegepersonen bedeutet nicht, dass sie eine diesbezügliche medizinische Diagnose stellen. Sehr wohl arbeiten sie aber im transdisziplinären Team mit dem ärztlichen Dienst und anderen beteiligten Berufsgruppen zusammen, bringen im Team ihre Beobachtungen und Betreuungsergebnisse vor und fördern damit auf nachhaltige Art und Weise die ganzheitliche Versorgung der betroffenen Frauen und ihrer Familien.

## 4.6 Literaturverzeichnis

Beck, C. T. (1991a). Early postpartum discharge programs in the United States: a literature review and critique. *Women & health, 17*(1), 125–138.

Beck, C. T. (1991b). Maternity Blues Research: A Critical Review. *Issues in Mental Health Nursing, 12*(3), 291–300. https://doi.org/10.3109/01612849109040522

Beck, C. T. (1992). The lived experience of postpartum depression: a phenomenological study. *Nursing Research, 41*(3), 166–170.

Beck, C. T. (1993). Teetering on the Edge: A Substantive Theory of Postpartum Depression. *Nursing Research, 42*(1), 42–48.

Beck, C. T. (2001). Predictors of postpartum depression. *Nursing Research, 50*(5), 275–285.

Beck, C. T., & Gable, R. K. (2000). Postpartum Depression Screening Scale: evelopment and psychometric testing. *Nursing Research, 49*(5), 272–282.

Beck, C. T., Records, K., & Rice, M. (2006). Further Development of the Postpartum Depression Predictors Inventory – Revised. *Journal of Obstetric, Gynecologic & Neonatal Nursing, 35*(6), 735–745. https://doi.org/doi.org/10.1111/j.1552-6909.2006.00094.x

Dilling, H., & Freyberger, H. J. (2019). *Taschenführer zur ICD-10-Klassifikation psychischer Störungen* (9[th] ed.). Hogrefe.

Lasiuk, G. C., & Ferguson, L. M. (2005). From practice to midrange theory and back again: Beck's theory of postpartum depression. *Advances in Nursing Science, 28*(2), 127–136.

Marsh, J. R. (2013). A middle range theory of postpartum depression: analysis and application. *The International journal of childbirth education, 28*(4), 50–54.

Masters, K. (2015). *Nursing theories: a framework for professional practice* (2[nd] ed.). Jones & Bartlett Learning.

# 5 Carr (2014): Theorie über die Familienvigilanz

| Autorin | Jeanine M. Carr |
|---|---|
| Erscheinungsjahr | 2014 |
| Land der Publikation | Vereinigte Staaten von Amerika |
| Zentrale Konzepte/ Bestandteile der Theorie | Konzept der Familienvigilanz:<br>→ Verpflichtung zur Fürsorge<br>→ Resilienz<br>→ Emotionale Turbulenzen<br>→ Dynamisches Verbundensein<br>→ Transition |
| Zielgruppe | An- und Zugehörige (Familie) von hospitalisierten Personen |
| Setting | Settingunabhängig einsetzbar |

Tab. 4: Übersicht – Theorie über die Familienvigilanz (Carr, 2014)

Ein Individuum befindet sich in der Regel im sozialen Verband mit anderen Menschen. Diese Form des Sozialverhaltens ist charakteristisch für uns Menschen. Die Gesellschaft ist die Summe aus vielen solchen Verbünden, die aufeinander wirken. Eine solche Struktur stellt auch der Familienverband dar. Hier gehen Menschen beispielsweise durch eine emotionale Beziehung oder aufgrund von Blutsverwandtschaft eine tiefgehende gegenseitige Verpflichtung ein. Die sozialen Verbände haben wichtige Funktionen. Hier wäre beispielsweise der Erziehungsauftrag der Elterngeneration gegenüber der Kindergeneration zu erwähnen. Die Wichtigkeit von sozialen Verbänden zeigt sich auch, wenn ein Individuum auf Hilfe oder Unterstützung angewiesen ist. So werden die Bedürfnisse und Probleme einer einzelnen Person durch die zur Verfügung stehenden Mittel des Gesamtverbandes systemisch kompensiert.

Dieser Umstand wird auch schlagend, wenn ein Familienmitglied in ein Krankenhaus aufgenommen werden muss. Die Einbeziehung von Familien ist integral für eine gelingende und ganzheitliche pflegerische Versorgung. Familien stellen aber nicht nur eine wertvolle Ressource dar, wenn es um das situative Kompensieren von Bedürfnissen im Krankenhaus geht. Gerade bei länger anhaltenden Gebrechen oder chronischen Erkrankungen können sie durch ihre systemische Funktion für eine nachhaltige Wirkung von pflegerischen Interventionen im häuslichen Umfeld sorgen. In diesem Zusammenhang sind im Besonderen pflegende Angehörige zu erwähnen, die ihrerseits eine tragende Säule in der österreichischen Pflege und Betreuung darstellen.

Durch eine familienzentrierte bzw. familienorientierte Ausrichtung von Krankenhäusern können Angehörige ins Krankenhaus mitaufgenommen werden. Grundsätzlich gilt es dabei zu bedenken, dass ein Krankenhausaufenthalt immer eine profunde Störung der Familienintegrität bedeutet. Die Einbeziehung von An- und Zugehörigen sorgt für ein gesteigertes Wohlbefinden bei den hospitalisierten Personen, da sie ein Stück weit Vertrautheit und Sicherheit im ungewohnten Umfeld des Krankhauses erfahren.

Werden Familienmitglieder mit ins Krankenhaus aufgenommen, wird der Fokus der Versorgung meist auf die erkrankte Person und weniger auf das Erleben und die Bedürfnisse der mitaufgenommenen An- und Zugehörigen gelenkt. Die US-amerikanische Pflegewissenschaftlerin Jeanine M. Carr beschäftigte sich damit, wie sich der Krankenhausaufenthalt auf die mitaufgenommenen An- und Zugehörigen auswirkt. Für die theoretische Rahmung der damit in Verbindung stehenden Effekte definierte sie mit Mitautor*innen das Konzept der Familienvigilanz.

## 5.1 Hintergründe und Entwicklung

Jeanine M. Carr ist seit 2017 emeritierte Professorin für Pflegewissenschaft an der University of Vermont, USA. Über 20 Jahre hat sie in pflegerischen Bachelor- und Masterprogrammen sowohl gelehrt als auch geforscht. Zu ihrer Expertise zählen neben der qualitativen Forschung, Pflegestandards, Ethik und Theoriebildung in der Pflege auch Aspekte des pflegerischen Leaderships. Ihre Bachelor- und Masterqualifikation erhielt sie in den 1980er-Jahren an der Clemson University in South Carolina. Ihr Doktorat in Pflegewissenschaft absolvierte sie 1994 an der University of South Carolina. Bereits im Zuge ihrer Dissertation beschäftigte sie sich mit dem Thema der Vigilanz bei Angehörigen, die mit ins Krankenhaus aufgenommen werden (University of Vermont, 2022).

Im Zuge des Theorieentwicklungsprozesses reflektierte Carr (2014) ihr eigenes Forschungsinteresse kritisch. Dabei stellte sie fest, dass ihre frühkindlichen Erfahrungen im Rahmen von häufigen Krankenhausaufenthalten sehr prägend waren. Sie musste aufgrund eines Strabismusleidens mehrmals operiert werden. Das Aufwachen aus der Narkose mit verbundenen Augen und ohne Begleitperson war für sie äußerst traumatisierend.

Ausgangspunkt für Carrs Theorie der Familienvigilanz sind drei qualitative Studien, in denen sie mit Mitautor*innen untersucht hat, welche Bedeutung ein Krankenhausaufenthalt für mitaufgenommene Begleitpersonen hat. Neben einer Analyse von damit in Verbindung stehenden Verhaltensstrategien wurden durch ein ethnografisches Vorgehen auch elementare und alltägliche Erlebnisse erhoben. Der Theorie liegt damit ein induktiver Bildungsansatz zugrunde. Das primäre Ziel der Theorie ist, dass ein besseres Verständnis für die Erfahrungen, aber auch für die Bedürfnisse von mitaufgenommenen Begleitpersonen geschaffen wird. Außerdem wollte die Autorin die Grundlage für weitere Forschung schaffen und zudem eine theoretische Rahmung von Pflegeinterventionen ermöglichen (Carr, 2014).

## 5.2 Aufbau und Bestandteile der Theorie

In diesem Kapitel soll die Theorie über die Familienvigilanz nach Carr (2014) näher vorgestellt werden. Die Bestandteile und der Aufbau der Theorie werden skizziert, um für ein verbessertes Verständnis zu sorgen.

Grundsätzlich ist, wie bereits im Vorkapitel erwähnt, festzustellen, dass die Theorie aus drei empirischen Einzelstudien hervorgegangen ist. Diese stehen in einer chronologischen Abfolge und haben zudem eine thematische Interdependenz. Allen Studien liegt ein ethnografisches Forschungsdesign zugrunde (Carr, 2014).

Die Ethnografie stammt primär aus der Anthropologie und ist eine Forschungsmethode, die durch eine systematische Beschreibung auf der Grundlage von Feldforschung definiert ist. Die Forscher*innen tauchen dabei vor Ort in die Lebenswirklichkeit der zu beforschenden Subjekte ein. Dabei gilt es, das menschliche Verhalten zu beobachten und herauszufinden, wie dieses durch den kulturellen Kontext beeinflusst oder bestimmt wird, in dem es stattfindet. Dadurch soll eine emische Beschreibung der beteiligten Akteur*innen bzw. Gruppenmitglieder ermöglicht werden (Parahoo, 2014).

Aus dem ethnografischen Verständnis heraus ist es eine Grundannahme, dass ein Krankenhaus eine komplexe soziale Realität ist, in der eine abgeschlossene Interaktion der Akteur*innen stattfindet (Leininger, 1988).

### 5.2.1 Rahmenbedingungen der drei zugrunde liegenden Studien

Die erste der drei ethnografischen Studien, die der Theorie zur Familienvigilanz zugrunde liegen, bildet gleichzeitig auch die Dissertation von Jeanine Carr aus dem Jahr 1994. Sie beschäftigt sich mit dem Phänomen der Vigilanz bei mitaufgenommenen Angehörigen von hospitalisierten Personen. In der zweiten Studie haben Carr und Clarke (1997) auf dieser Dissertation aufbauend das Konzept der Familienvigilanz entwickelt. Die gewonnenen Erkenntnisse wurden durch eine Studie von Carr und Fogarty (1999) präzisiert, wo im Besonderen die Erfahrungen der Betroffenen beleuchtet wurden.

Für die drei Studien wurden im Zuge eines *purposeful samplings* 26 mitaufgenommene Familienangehörige rekrutiert. Das Alter der befragten Personen lag zwischen 30 und 74 Jahren, das der hospitalisierten Personen zwischen 13 und 83 Jahren. 20 Personen waren bei erwachsenen Personen mitaufgenommen und sechs bei minderjährigen. Als einschließendes Kriterium wurde vorab festgelegt, dass sich die Teilnehmenden selbst als Familienverband definieren mussten. Das juristische Verständnis von Familie war somit nicht bindend. Das Befragungssetting waren neurologische, rehabilitative und onkologische Stationen. Die Mitaufgenommen waren stundenweise bzw. rund um die Uhr vor Ort. 15 der 26 Familien waren dabei 24 Stunden am Tag im Krankenhaus vereint. Zur Datenerhebung wurden neben semistrukturierten Interviews auch systematische Beobachtungssequenzen der teilnehmenden Familien im Krankenhaussetting verwendet (Carr, 2014).

### 5.2.2 Das Konzept der Familienvigilanz

Laut Duden ist *Vigilanz* ein lateinischer Lehensbegriff, der *Wachsamkeit* und *Fürsorge* bedeutet. Im professionellen Pflegejargon wird der Begriff auch gleichbedeutend mit *Wachheit* verwendet; er bezeichnet hier einen Teilaspekt des menschlichen Bewusstseins.

Dudley und Carr (2004) definieren die Familienvigilanz als ein Phänomen, bei dem eine im Krankenhaus mitaufgenommene Person durchgehend und über einen längeren Zeitraum hinweg an der Bettseite ihrer*ihres hospitalisierten Angehörigen bleibt.

Burke et al. (1991) sehen Familienvigilanz ähnlich, und zwar als ein bloßes Dasein, um auf alle Eventualitäten vorbereitet zu sein. Robinson (1987) sieht darin eine aktive Anpassungsstrategie von Familien, um potenzielle negative Effekte auf das Familiensystem vorausschauend zu minimieren.

Carr und Clarke (1997) stellten jedoch nach einer ausgedehnten Literaturrecherche fest, dass die bestehenden Forschungsbefunde das Phänomen der Familienvigilanz in der Tiefe zu wenig beleuchteten. Sie identifizierten eine Forschungslücke, die es durch qualitative Studien zu beleuchten galt. Mit einem ethnografischen Vorgehen wollten die Autor*innen in weiterer Folge zur Beschreibung des Phänomens beitragen und das theoretische Verständnis der Familienvigilanz verbessern.

Es konnten fünf Kategorien identifiziert werden, welche im Zusammenhang mit Familienvigilanz im Zuge der Mitaufnahme einer Begleitperson stehen und diese beschreiben. Die erste Kategorie ist eine *Verpflichtung zur Fürsorge.* Dabei geht es um ein grundsätzliches Verantwortungsbewusstsein. Die Angehörigen bleiben bei dem erkrankten Familienmitglied, um für Trost, Wohlbefinden oder Schutz zu sorgen. In der nächsten Kategorie geht es um *emotionale Turbulenzen.* Die Aufnahme ins Krankenhaus sorgt für

Störungen im Familiensystem und stellt eine große emotionale Herausforderung dar. Mit der dritten Kategorie wird ein *dynamisches Verbundensein* thematisiert. Durch die Mitaufnahme kommt es zu neuen Beziehungen und Verbindungen, was Vor- und Nachteile haben kann. Das betrifft die hospitalisierte Person, aber auch Freund*innen, andere Familienangehörige oder auch das Krankenhauspersonal und die anderen hospitalisierten Personen bzw. deren Begleitpersonen. In der nächsten Kategorie geht es um die *Transition,* zu der es durch die neue Rolle kommt. Damit werden Veränderungen in Rollenverhältnissen oder Beziehungen beschrieben. So kann es beispielsweise sein, dass die mitaufgenommene Person Kompetenzen erwerben muss, die im häuslichen Umfeld noch nicht notwendig waren. In der letzten Kategorie wird die *Resilienz* thematisiert. Durch Hoffnung, Ressourcen und Beharrlichkeit können sich die Betroffenen den Herausforderungen durch die Krankenhausaufnahme flexibel anpassen.

### 5.2.3 Theorieentwicklungsprozess und Aufbau der Theorie

Laut Walker und Avant (2005) sind induktiv entwickelte Theorien dahingehend charakterisiert, wie die ihnen zugrunde liegenden Konzepte miteinander in Beziehung stehen und welche Aussagen man dadurch über das zu beschreibende oder zu erklärende Phänomen tätigen kann bzw. wie dieses im Zusammenhang mit seiner Umwelt zu verstehen ist. Induktiv bedeutet hier, dass sich die Theorie in ihren Ursprüngen auf unmittelbare empirische Indikatoren bezieht. Im Fall dieser Theorie wären das die fünf bestimmenden Kategorien zur Familienvigilanz nach Carr und Clarke (1997), wie im Vorkapitel präsentiert.

Carr (2014) orientiert sich im Zuge ihres Theoriebildungsprozess am methodischen Vorgehen, das von Walker und Avant (2005) beschrieben wurde. Im ersten Schritt wird eine Konzeptsynthese durchgeführt. Darauf aufbauend erfolgt im zweiten Schritt eine Aussagensynthese, indem die Beziehungen innerhalb des Konzeptes bzw. mit anderen Konzepten hinterfragt werden. Als dritte Stufe kommt es zu einer Theoriesynthese, indem alle zur Verfügung stehenden Informationen zum zu beschreibenden Phänomen zu einer Theorie verwoben werden.

Bei der Konzeptsynthese wurden die empirischen Ergebnisse der im Vorkapitel präsentierten ethnografischen Studie von Carr und Clarke (1997) mit der damit in Verbindung stehenden einschlägigen Forschungsliteratur abgeglichen. Außerdem fanden die Studienergebnisse von Carr und Fogarty (1999) Berücksichtigung. Als Konsequenz diese Synthetisierungsprozesses erfolgte eine Definition von Familienvigilanz sowie die Neuordnung der Kategorien in Bezug auf deren Beziehung zueinander. Außerdem wurden den Kategorien unter Zuhilfenahme der Forschungsliteratur und durch eine Neuauswertung des zugrunde liegenden Datenmaterials bestimmende Charakteristika zugeordnet. Das abschließende Ergebnis dieser Konzeptsynthese wurde dann von Dudley und Carr (2004) publiziert. In Abbildung 8 sollen diese Kategorien mit ihren Charakteristika zusammenfassend veranschaulicht werden, bevor sie anschließend näher erläutert werden.

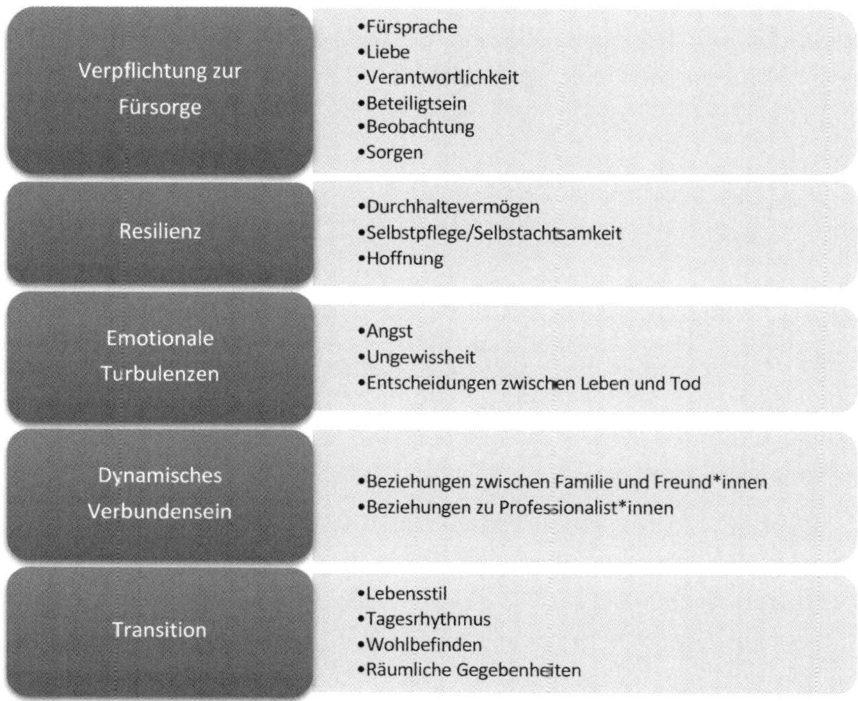


**Abb. 8:** Kategoriensystem mit den definierenden Charakteristika zum Konzept Familienvigilanz (Carr & Clarke, 1997; Carr & Fogarty, 1999; Dudley & Carr, 2004)

Als erste Kategorie wird von Dudley und Carr (2004) die *Verpflichtung zur Fürsorge* genannt. Das heißt, für die Angehörigen ist es eine Selbstverständlichkeit, dass für das erkrankte Familienmitglied vollumfänglich gesorgt wird. Das schließt auch die Mitaufnahme in ein Krankenhaus ein. Begleitet wird diese Verpflichtung durch Gefühle wie Liebe, Verantwortlichkeit, ein Beteiligtsein-Wollen oder das Bedürfnis nach Fürsprache. Im Zuge dessen wird Trost gespendet, Sorgen werden geteilt und das Wohlbefinden des hospitalisierten Familienmitglieds wird beobachtet, um bei Veränderungen des Gesundheitszustandes unmittelbar professionelle Hilfe und Unterstützung hinzuziehen zu können.

Die nächste Kategorie ist die *Resilienz* der mitaufgenommenen Angehörigen. Diese ist durch Durchhaltevermögen, Selbstpflege bzw. Selbstachtsamkeit und Hoffnung charakterisiert. Das Durchhaltevermögen animiert die Angehörigen weiterzumachen, auch wenn die situativen Umstände herausfordernd oder schwierig sind. Die Hoffnung ist in diesem Prozess als eine bestärkende Ressource zu verstehen. Zudem können die Angehörigen das Durchhaltevermögen mit Selbstpflege bzw. Selbstachtsamkeit über einen längeren Zeitraum aufrechterhalten.

Die dritte Kategorie beinhaltet nach Dudley und Carr (2004) *emotionale Turbulenzen*. Hier kommt eine ständiges „Hoch und Tief" zum Tragen. Begleitet wird dieser Prozess von starken Gefühlen wie Angst und Ungewissheit. Entscheidungen werden in ihrer Tragweite so wahrgenommen, als wären sie über Leben oder Tod. In diesem Zusammenhang wird der Bedarf der Angehörigen an Entlastung angeführt, beispielsweise durch Gespräche. Sie brauchen in diesem Zusammenhang ein Stück weit Kontrolle über eine unkontrollierbare Situation.

In der vierten Kategorie kommen nach Dudley und Carr (2004) Aspekte eines *dynamischen Verbundenseins* zum Tragen. Hier verändern sich Beziehungen in ihrer Priorisierung bzw. neue Beziehungen werden geknüpft. Das betrifft nicht mitaufgenommene Familienmitglieder oder Freund*innen, die hospitalisierte Person selbst und auch Professionalist*innen im Setting des Krankenhauses.

Als fünfte und letzte Kategorie führen Dudley und Carr (2004) die *Transition* an. Das ist eine Art Bruch zu den bisherigen Erfahrungen. Dieser Prozess steht in Verbindung mit Veränderungen des Lebensstils, des Tagesrhythmus, des eigenen Wohlbefindens und der räumlichen Gegebenheiten. Bei den Veränderungen in Bezug auf Lebensstil und Tagesrhythmus geht es darum, wie sich die Mitaufnahme ins Krankenhaus auf das Leben auswirkt. Manche Begleitpersonen müssen während des Tages einer Arbeit nachgehen bzw. arbeiten vom Krankenhaus aus. Das führt zu einer signifikanten Mehrbelastung. Bei den Veränderungen von Wohlbefinden und räumlichen Gegebenheiten wird die unmittelbare Situation vor Ort im Krankenhaus thematisiert. So stehen vielleicht nur Liegesessel und keine Betten zur Verfügung bzw. müssen sich die Begleitpersonen auch auf andere mitaufgenommene Begleitpersonen einstellen.

Mit der Abbildung der Kategorien samt den zugrunde liegenden Charakteristika ist der erste Schritt in dem von Walker und Avant (2005) beschriebenen Theoriebildungsprozess abgeschlossen. Im zweiten Schritt gilt es, die Ergebnisse im Rahmen einer Aussagensynthese miteinander in Verbindung zu bringen. Hier hat sich Carr (2014) ebenso am Vorgehen von Walker und Avant (2005) orientiert. Es geht darum, Beziehungen zwischen den Konzepten oder Kategorien aufzuzeigen und zu hinterfragen. Das Ergebnis dieses Vorgehens soll ein klares Aussagesystem dieser Beziehungen sein.

Carr (2014) kommt unter Rückgriff auf die qualitativen Forschungsbefunde zur Familienvigilanz zu den folgenden vier Aussagen:

1. Die *Resilienz* ist eine Charaktereigenschaft von Menschen und ihr Ausmaß beeinflusst die Art, wie eine mitaufgenommene Person der *Verpflichtung zur Fürsorge* nachkommen kann.
2. Eine starke Ausprägung des *dynamischen Verbundenseins* führt zu reduzierten *emotionalen Turbulenzen.*
3. Eine starke Ausprägung des *dynamischen Verbundenseins* führt zu einer erfolgreichen *Transition* im Zuge der Mitaufnahme ins Krankenhaus.
4. Wenn die mitaufgenommene Person die *emotionalen Turbulenzen* erfolgreich bewältigen kann, führt das zu einer erfolgreichen *Transition.*

Nach der Konzept- und Aussagensynthese gilt es, den Prozess der Theoriebildung durch die Theoriesynthese abzuschließen. Carr (2014) hat sich dabei wiederum an Walker und Avant (2005) orientiert. Im Zuge der Theoriesynthese gilt es, alle zur Verfügung stehenden Informationen zu einem Phänomen in eine Theorie zu synthetisieren. Die Theorie verbindet die verschiedenen Konzepte miteinander. Um zur Klärung eines Phänomens umfassend beizutragen, werden die komplexen Verflechtungen der einzelnen Konzepte beschreibend abgebildet.

Carr (2014) konzeptualisiert die Familienvigilanz als eine Variable, in der sich die Erfahrungen von ins Krankenhaus mitaufgenommenen Begleitpersonen bündeln und konzentrieren. Die Familienvigilanz bestimmt, welche Bedeutung der Krankenhausaufenthalt für die Begleitpersonen hat. Gleichzeitig ist sie auch das Ergebnis oder eine Konsequenz, wenn Angehörige mit hospitalisierten Personen aufgenommen werden. Die fünf identifizierten Kategorien und ihre Beziehung bestimmen also, ob die Vigilanz als verursachend für die Begleitumstände im Zuge der Mitaufnahme im Krankenhaus anzusehen ist oder ob sie als Konsequenz der Fürsorge für die hospitalisierte Person zu verstehen ist.

Die folgenden beiden Abbildungen sollen diesen Umstand veranschaulichen, bevor in weiterer Folge mit der Beschreibung fortgesetzt wird. Abbildung 9 zeigt die Familienvigilanz als eine Konsequenz der Mitaufnahme. Abbildung 10 bildet die Familienvigilanz als eine bestimmende Determinante ab, die zum Tragen kommt, wenn An- und Zugehörige mitaufgenommen werden.

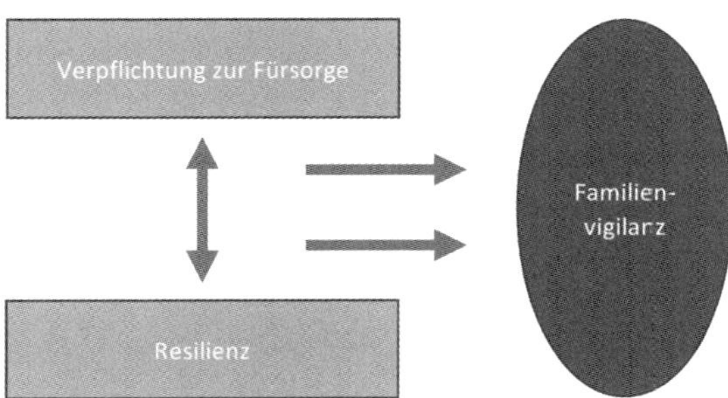


**Abb. 9:** Familienvigilanz als Konsequenz einer Mitaufnahme von An- und Zugehörigen, adaptierte Darstellung nach Carr (2014)

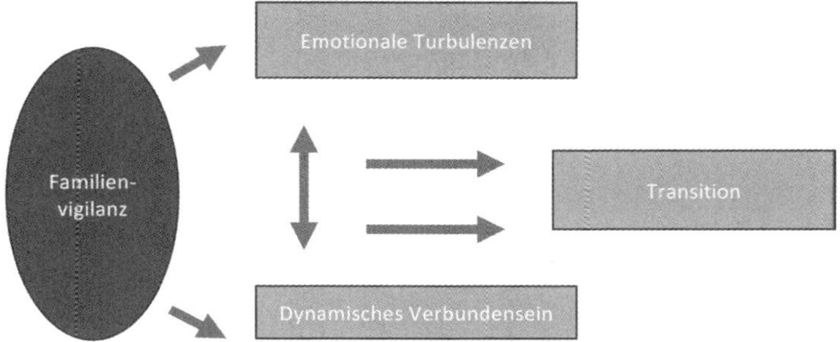


**Abb. 10:** Familienvigilanz als bestimmende Determinante einer Mitaufnahme von An- und Zugehörigen, adaptierte Darstellung nach Carr (2014)

Wie aus Abbildung 9 ableitbar, stehen die Kategorien *Verpflichtung zur Fürsorge* und *Resilienz* in Verbindung miteinander und beeinflussen, wie bzw. in welcher Form Familienvigilanz schlussendlich in Erscheinung tritt. Demgegenüber zeigt Abbildung 10 auf, dass die Erfahrung mit Familienvigilanz zu *emotionalen Turbulenzen* führt und auf das *dynamische Verbundensein* wirkt. Die beiden Kategorien beeinflussen sich in weiterer Folge ebenso gegenseitig. Das *dynamische Verbundensein* kann die *emotionalen Turbulenzen* positiv oder negativ beeinflussen. So ist es möglich, dass Freund*innen oder andere Familienmitglieder bestärkend wirken, gleichzeitig kann es aufgrund des Fernbleibens der mitaufgenommenen Person in den sozialen Strukturen auch zu Problemen kommen. Als Beispiel wäre das Fehlen der Mutter oder des Vaters für die anderen Kinder der Familie zu erwähnen, wenn sie oder er mit dem hospitalisierten Kind im Krankenhaus ist. In diesem Zusammenhang gilt es auch die Rolle der Professionalist*innen zu reflektieren. Diese können bestärkend wirken, wenn sie beispielsweise Entlastungsgespräche anbieten, aber auch behindernd sein, wenn sie die Bedarfsbereiche der mitaufgenommenen Personen nicht entsprechend adressieren. Abschließend wird mit einer erfolgreichen *Transition* angezeigt, dass die oben exemplarisch angeführten Aspekte erfolgreich bewältigt wurden. Die mitaufgenommene Begleitperson kann eine nachhaltige Versorgungsrolle im Betreuungsprozess des hospitalisierten Familienmitglieds einnehmen und berücksichtigt dabei die eigenen Bedürfnisse ausgleichend (Carr, 2014).

## 5.3 Die Theorie der Familienvigilanz als theoretischer Rahmen

Im Rahmen dieses Kapitels gilt es, die Anwendungen der Theorie über die Familienvigilanz nach Carr (2014) näher zu beleuchten. Dabei werden zunächst die Ansätze in Lehre und Forschung dargestellt und anschließend wird erläutert, welche Implikationen die Theorie für die Pflegepraxis hat oder haben könnte.

### 5.3.1 Bedeutung für Lehre und Forschung

Die Theorie ist in sich kongruent und ihr Entwicklungsprozess ist nachvollziehbar. Auch der Umstand, dass die von Carr (2014) im Zuge ihrer Dissertation identifizierten primären Kategorien aus dem Jahr 1994 in drei qualitativen Studien weiter ausdifferenziert werden konnten, zeigt die Stärke der Theorie.

Das Phänomen der Familienvigilanz und seine Bedeutung für die mitaufgenommenen Angehörigen wurde im Zuge dieser Theorie auf induktivem Wege durch aufeinander aufbauende qualitative Einzelstudien erklärt und beschrieben. Der logische nächste Schritt wäre die empirische Testung der Theorie. Um für eine weitere Absicherung der gewonnenen Erkenntnisse zu sorgen, sollten die Beziehungen der Kategorien innerhalb der Theorie getestet werden.

Carr (2014) empfiehlt in diesem Zusammenhang auch hypothetische Überlegungen, die sich auf die Aussagensynthese im Zuge des Theoriebildungsprozesses beziehen. Sie beziehen sich auf die folgenden Aussagen:

- Die *Resilienz* ist positiv mit der *Verpflichtung zur Fürsorge* assoziiert. Somit kann man davon ausgehen, dass der Fürsorgeverpflichtung umso nachhaltiger nachgekommen werden kann, je stärker die Resilienz ausgeprägt ist.
- Mitaufgenommene Begleitpersonen erleben weniger *emotionale Turbulenzen*, wenn sie über ein gutes soziales Netz durch das *dynamische Verbundensein* verfügen.

→ Das *dynamische Verbundensein* ist positiv mit einer *Transition* assoziiert. Je besser ein soziales Netz aufgestellt ist, desto besser wird der Transitionsprozess gelingen.

→ Die Bewältigung der *emotionalen Turbulenzen* steht in positiver Assoziation mit der *Transition*. Hypothetisch kann angenommen werden, dass der Transitionsprozess umso nachhaltiger erfolgen kann, je erfolgreicher die emotionalen Herausforderungen bewältigt werden.

Des Weiteren führt Carr (2014) an, dass zur Messung bzw. Testung der Hypothesen auf bereits bestehende Instrumente zurückgegriffen werden kann. Eine genaue Empfehlung gibt sie aber nicht ab. Sie empfiehlt auch die Entwicklung eigener Assessmentinstrumente, die aber vor der Anwendung auf ihre Reliabilität und Validität überprüft werden müssten. Ferner wäre es auch zu empfehlen, dass ein auf die Theorie bezogenes Assessmentinstrument für Praktiker*innen entwickelt wird, um einen potenziellen Unterstützungsbedarf von mitaufgenommenen Begleitpersonen systematisch zu erheben.

Der weitere Forschungsbedarf bzw. ein möglicher Aspekt zur Weiterentwicklung der Theorie resultiert aus ihren Limitationen. Carr (2014) führt in diesem Zusammenhang kritisch den settingunabhängigen Einsatz der Theorie an. Weitere Forschung sollte beleuchten, wie die Theorie in anderen pflegerischen Versorgungssettings umsetzbar ist. Als Beispiel wären hier Intensiv- oder auch Palliativstationen zu erwähnen. An- und Zugehörige nehmen dort eine integrale Funktion ein und spenden ihren hospitalisierten Familienmitgliedern in schweren Stunden Trost und Sicherheit.

Ein weiterer drängender Forschungsbedarf wäre zudem, zu klären, inwiefern das Konzept der Familienvigilanz im häuslichen Umfeld bei pflegenden Angehörigen umsetzbar ist. Hier wäre es im Besonderen von Interesse, dass professionelle Pflegepersonen die Belastungspotenziale der pflegenden Angehörigen vorausschauend und auf systematische Art und Weise feststellen, um frühzeitig gegenregulierende Strategien umsetzen zu können.

In Bezug auf die Lehre kann festgestellt werden, dass die Theorie ein effektives Mittel für eine strukturierte Wissensvermittlung darstellen kann, vor allem, wenn es um die Sensibilisierung von Studierenden, Auszubildenden sowie facheinschlägig tätigen Pflegepersonen für die Bedürfnisse und diffizilen Anpassungsprozesse von mitaufgenommenen Begleitpersonen im Krankenhaus geht. Außerdem stellt die Theorie einen brauchbaren theoretischen Rahmen für Qualifikationsarbeiten in pflege- und gesundheitswissenschaftlichen Studiengängen dar, und das sowohl auf Bachelor- als auch auf Masterebene.

### 5.3.2 Anwendung in der Pflegepraxis

Grundsätzlich gilt es festzustellen, dass die Theorie über die Familienvigilanz nach Carr (2014) als Grundlage zur Erstellung einer pflegebezogenen Leitlinie dienen kann. Im Besonderen werden die Pflegepersonen für die Bedürfnisse und Bedarfe von mitaufgenommenen Begleitpersonen sensibilisiert bzw. können diese vorausschauend adressieren. Dadurch wird ein empathisches Verstehen und Handeln durch die professionell Pflegenden möglich, da die Praktiker*innen ein vertieftes Verständnis für die Lebenswirklichkeit und die Lebensumstände der mitaufgenommenen Begleitpersonen sowie ihrer Familien entwickeln.

Wird die Theorie als Rahmen für die Praxis verwendet, muss man sich vergegenwärtigen, dass eine gelingende Transition dann erreicht ist, wenn die mitaufgenommenen Begleitpersonen die Herausforderungen durch die emotionalen Turbulenzen und das dynamische Verbundensein erfolgreich bewältigt haben.

Für die theoriebasierte Rahmung von einzelnen Pflegeinterventionen gilt es zunächst den diesbezüglichen Bedarf mit einem validierten Assessmentinstrument zu erheben. In einschlägigen Krankenhausabteilungen, wo viele Begleitpersonen mitaufgenommen werden, kann die Übernahme von diesem Instrument in das standardisierte Pflegeassessment angezeigt sein. Unter anderem wären hier Palliativstationen oder die Pädiatrie zu erwähnen. Die Assessmentinstrumente müssen nicht nur wissenschaftliche Integrität besitzen, sondern auch von der Praxis akzeptiert und angenommen werden können.

Exemplarisch kann eine solche Umsetzung bedeuten, dass die Pflegeperson standardisiert Resilienzfaktoren erhebt, um diese dann als Ressourcen in der einschlägigen Planung und Evaluierung von Pflegeinterventionen zu berücksichtigen. Ebenso können Entlastungsgespräche als eine Maßnahme zur Reduktion von emotionalen Turbulenzen geplant werden, mit dem Outcomekriterium, dass die Transition der mitaufgenommenen Begleitperson gelingt. Durch ein solches Vorgehen erfolgt die Pflege nicht nur evidenzbasiert, sondern es werden auch die Pflegequalität und in weiterer Folge die Zufriedenheit aller Beteiligten gesteigert.

## 5.4 Literaturverzeichnis


Burke, S. O., Kauffmann, E., Costello, E. A., & Dillon, M. C. (1991). Hazardous secrets and reluctantly taking charge: parenting a child with repeated hospitalizations. *Image: Journal of Nursing Scholarship, 23*(1), 39–45. https://doi.org/10.1111/j.1547-5069.1991.tb00633.x

Carr, J. M. (2014). A Middle Range Theory of Family Vigilance. *Medsurg Nursing 23*(4), 251–255.

Carr, J. M., & Clarke, P. (1997). Development of the concept of family vigilance. *Western Journal of Nursing Research, 19*(6), 726–739. https://doi.org/10.1177/019394599701900603

Carr, J. M., & Fogarty, J. P. (1999). Families at the Bedside – An Ethnographic Study of Vigilance. *The Journal of Family Practice 48*(6), 433–438.

Dudley, S. K., & Carr, J. M. (2004). Vigilance: The Expericence of Parents Staying at the Bedside of Hospitalized Children. *Journal of Pediatric Nursing 19*(4), 267–275. https://doi.org/10.1016/j.pedn.2004.05.008

Leininger, M. M. (1988). Leininger's theory of nursing: Cultural care diversity and universality. *Nursing Science Quarterly, 1*(4), 152–160.

Parahoo, K. (2014). *Nursing research: principles, process and issues.* New York: Bloomsbury.

Robinson, C. A. (1987). Roadblocks to family centered care when a chronically ill child is hospitalized. *Maternal Child Nursing Journal, 16*(3), 181–193.

University of Vermont. (2022). *Jeanine Carr, Ph.D, RN Associate Professor Emerita.* Retrieved from https://www.uvm.edu/cnhs/nursing/profiles/jeanine_carr_phd_rn (30.07.2022).

Walker, L. O., & Avant, K. C. (2005). *Strategies for theory construction in nursing* (4th ed.). Upper Saddle River, NJ: Pearson/Prentice Hall.

# 6 Eakes, Burke & Hainsworth (1998): Theorie des chronischen Leides/ der chronischen Trauer

| | |
|---|---|
| **Autorinnen** | Georgene G. Eakes, Marry L. Burke & Margaret A. Hainsworth |
| **Erscheinungsjahr** | 1998 |
| **Land der Publikation** | Vereinigte Staaten von Amerika |
| **Zentrale Konzepte/ Bestandteile der Theorie** | Zentrales Phänomen: Tiefe Trauer bzw. Traurigkeit/Leiden<br>Faktoren:<br>→ Ungleichheit: Zwischen Ist-Situation und Wunschvorstellung entsteht durch einen Verlust eine Lücke.<br>→ Verlustsituation: Die Auslöser des Phänomens sind individuell und nicht operationalisierbar.<br>→ Managementmethoden: ineffektive bzw. effektive intrinsische Methode; ineffektive bzw. effektive extrinsische Methode |
| **Zielgruppe** | Personengruppen mit chronischen Erkrankungen wie zum Beispiel Multipler Sklerose oder Parkinson, Personen mit onkologischen Erkrankungen, von Infertilität Betroffene, Ehepartner*innen von Menschen mit mentaler Erkrankung |
| **Setting** | Settings, in denen Menschen begleitet werden, die aufgrund ihrer chronischen Erkrankung oder körperlichen Beeinträchtigung eine Verlustsituation erleben |

Tab. 5: Übersicht – Theorie des chronischen Leides/der chronischen Trauer (Eakes, Burke & Hainsworth, 1998)

*„Chronic Sorrow is the presence of pervasive grief-related feelings that have been found to occur periodically throughout the lives of individuals with chronic health conditions, their family caregivers and the bereaved."* (Burke, Eakes & Hainsworth, 1999, p. 374)

Die Theorie *Chronic Sorrow* befasst sich mit Reaktionen von Betroffenen auf Verluste in Form von chronischem Leiden bzw. einer chronischen Traurigkeit. Dieses chronische Leid besteht in einer permanenten, durchdringenden Traurigkeit oder Trauer, die durch das Erleben des Verlustes einer bedeutenden Person oder Körperfunktion auftritt. Verlustsituationen sind integraler Bestandteil chronischer Erkrankungen und körperlicher Beeinträchtigungen (Lindgren et al., 1992).

*Chronic Sorrow* berücksichtigt die persönliche Vorgeschichte der Betroffenen, auslösende Ereignisse und interne sowie externe Managementmethoden. Sie findet Einsatz in der Begleitung von Menschen mit chronischer Erkrankung, pflegenden Angehörigen und Menschen, welche mit dem Verlust von Hoffnungen und Erwartungen konfrontiert sind und eine tiefe Trauer spüren (Lindgren et al., 1992).

## 6.1 Hintergründe und Entwicklung

Georgene G. Eakes, geboren in North Carolina, USA, ist seit 1977 graduierte Pflegeperson auf Bachelor- und Masterniveau. Sie ist im psychiatrischen Akut- und Langzeitsetting sowie in Ausbildungseinrichtungen für professionell Pflegende tätig. Ihre Motivation ist es, einen Beitrag zur (Aus-)Bildung von Pflegepersonen zu leisten, Betroffenen zu helfen, Kummer und Traurigkeit zu begegnen und aufzuarbeiten. Zahlreiche Publikationen im Rahmen von End of Life Care, interdisziplinären Betrachtungen von Sterben und Tod sowie mentaler Gesundheit folgten.

Marry L. Burke, geboren in Ohio, USA, graduierte in der Gesundheits- und Krankenpflege mit Schwerpunkt Pädiatrie. Im Zeitraum von 1991 bis 1996 forschte sie vermehrt zum Schwerpunkt chronischen Trauerns/Leides.

Margaret A. Hainsworth wurde in Kanada geboren. Sie immigrierte nach den Pflichtschuljahren und ihrer Ausbildung in der Gesundheits- und Krankenpflege in die Vereinigten Staaten. Dort absolvierte sie auf Bachelor- und Masterebene Public-Health-Programme für mentale Gesundheit. Ab 1992 hatte sie eine Professur am Rhode Island College inne. Ihr Interesse für *Chronic Sorrow* wurde durch die Begleitung einer Gruppe von Frauen mit Multipler Sklerose geweckt und führte zu ihrer Dissertation (Masters, 2015; Alligood & Tomey, 2010).

Zwei Hauptquellen sind als Basis in der Entwicklung der Theorie auszumachen: (1) Olshansky (1962), der sich auf den chronischen Kummer von An- und Zugehörigen von Kindern mit physischen und/oder psychischen Erkrankungen konzentrierte, und (2) das Stressmodell von Lazarus und Folkman (1984), welches auf der Adaption bei und Bewältigung von stressbesetzten Situationen gründet (Eakes, Burke & Hainsworth, 1998; Alligood & Tomey, 2010). Eakes, Burke und Hainsworth (1998) haben ihre Theorie induktiv abgeleitet und anhand von zehn Studien im qualitativen Forschungsansatz mit einer Stichprobe von chronisch Kranken, pflegenden An- und Zugehörigen und trauernden Hinterbliebenen validiert.

| **Eigenschaften des chronischen Leides** |
| --- |
| Die Wahrnehmung von chronischem Leid oder Traurigkeit ist ohne vorhersagbares Ende. |
| Das Leid bzw. die Traurigkeit ist anhaltend oder wiederkehrend. |
| Das Leid wird intrinsisch oder extrinsisch ausgelöst und führt zu Enttäuschung und/oder Furcht. |
| Das Leid und die Traurigkeit sind fortschreitend. |

**Tab. 6:** Eigenschaften des chronischen Leides (Lindgren et al., 1992)

Die Theorie *Chronic Sorrow* zeigt die Erfahrung von Trauer und Traurigkeit nach einem Verlust zu einem bestimmten Zeitpunkt im Leben einer Person. Die Autorinnen fordern, dass professionell Pflegende dieser Trauer und Traurigkeit als einem natürlichen Ausdruck eines Verlustes begegnen. Gesundheitsprofessionist*innen sollen die Entwicklung von Bewältigungsstrategien unterstützen, um das Comfort-Erleben der Betroffenen zu erhöhen.

Die chronische Trauer ist oft allgegenwärtig und dauerhaft, die Episoden der Traurigkeit können jedoch im Laufe der Zeit weniger werden. Die Betroffenen lernen, damit umzugehen, und sind in der Lage, ihr Leben wiederaufzunehmen. Gewisse Situationen können ein erneutes Auftreten der trauerbezogenen Gefühle auslösen. *„The pain will never completely go away, but like anything else, you just learn to live with it. You learn how to live with an amputated limb. You learn how to live with a broken heart."* (Burke, 1994, zitiert in Eakes, Burke & Hainsworth, 1998, p. 180)

## 6.2 Aufbau und Bestandteile der Theorie

**Lebensspanne**

**Chronic Sorrow**
Tiefe Trauer bzw. Traurigkeit/Leiden

**Ungleichheit**
Zwischen der Ist-Situation und der Wunschvorstellung entsteht durch den Verlust eine Lücke.

**Verlusterfahrung/Auslöser**
Die Auslöser des Phänomens sind individuell und nicht operationalisierbar. Die Geburt eines nicht gesunden Kindes, chronische Erkrankung oder der Tod eines geliebten Menschen sind Auslöser.

**Verlustsituationen**

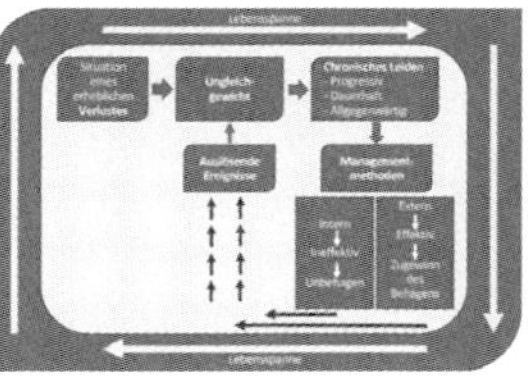

**Managementmethoden**

Effektive intrinsische Methode
Effektive extrinsische Methode

Abb. 11: Zentrale Begrifflichkeiten – Theorie des chronischen Leides/der chronischen Trauer (Burke, Eakes & Hainsworth, 1998)

Die Theorie *Chronic Sorrow* zeigt den Prozess betroffener Personen, der durch Verlustsituationen ausgelöst wird, auf. Ziel ist die Sensibilisierung der Pflegepersonen, um den Prozess des Trauerns in individuellen Situationen zu erkennen und in weiterer Folge Betroffene professionell zu begleiten (Burke, Eakes & Hainsworth, 1999). Chronische Trauer ist eine anhaltende

Trauer mit unvorhersagbarem Ende, die von internen und externen Stimuli ausgelöst wird und bei der die Betroffenen das Gefühl des Verlusts, der Enttäuschung und der Furcht erleben. Phasen der Traurigkeit können von glücklichen und zufriedenen Phasen unterbrochen werden. Diese Abwechslung der Phasen ist Ausdruck und Besonderheit chronischer Erkrankungen (Alligood & Tomey, 2010; Peterson & Bredow, 2020).

## 6.3 Bestandteile der Theorie des chronischen Leides/der chronischen Trauer

*„Chronic sorrow is viewed as a normal response to an abnormal situation."* (Eakes, Burke & Hainsworth, 1998, p. 180) Chronische Trauer ist keine Episode, sondern ein anhaltendes Phänomen. Chronisches Leid ist durch das allgegenwärtige, dauerhafte und potenziell fortschreitende Erleben von Trauer und Kummer gekennzeichnet.

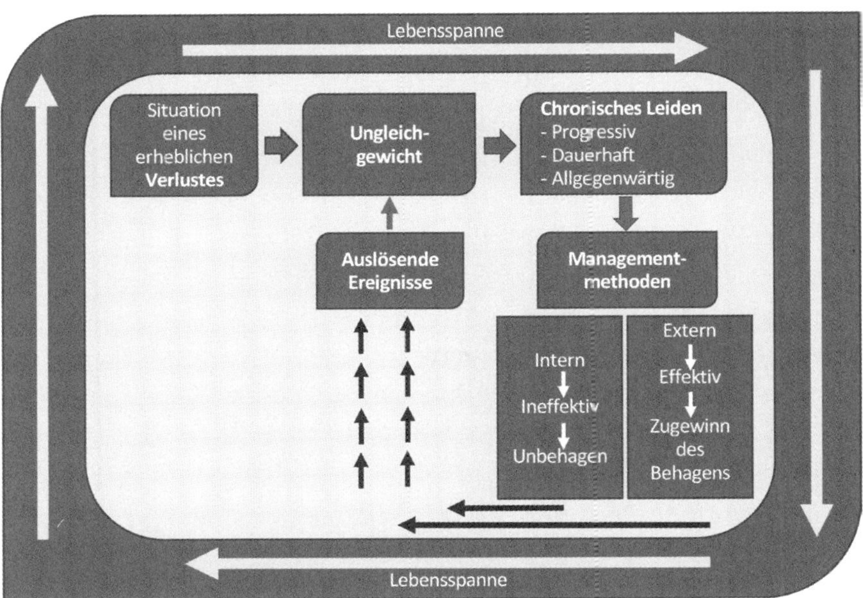


**Abb. 12:** Darstellung von Zusammenhängen im Rahmen chronischer Trauer über die gesamte Lebensspanne (Eakes, Burke & Hainsworth, 1998)

Durch einen erheblichen Verlust mit unvorhersehbarem Ende kommt es zu einem Ungleichgewicht zwischen der persönlichen Situation und idealisierten Normen im Außen (siehe Abbildung 12). Ineffektive Strategien zur Begegnung der Trauer (intern) führen unter Umständen zu Unbehagen. Ein Schlüsselelement der Theorie ist die Managementmethode. Unterstützende Interventionen von professionell Pflegenden (extern) fördern das Erleben von Comfort und ermöglichen das Wiedergewinnen von Kontrolle (Fernandes et al., 2021; Peterson & Bredow, 2020; Gordon. 2009; Eakes, Burke & Hainsworth, 1998).

**(1) Verlustsituation**

Die Verlustsituation kann vielfältiger Natur sein. Eakes, Burke und Hainsworth (1998) nennen zum Beispiel die Geburt eines Kindes mit körperlicher Beeinträchtigung. Aber auch eine chronische Erkrankung oder der Tod eines bedeutsamen Menschen können das Gefühl eines Verlustes auslösen. Die Definition des Begriffs „Verlust" ist individuell und kann nicht operationalisiert werden. *„Loss occurs as a result of disparity between the ‚ideal' and real situations or experiences. For example, there is a ‚perfect child' and a child with a chronic condition who differs from that ideal."* (Alligood & Tomey, 2010, p. 661)

**(2) Ungleichheit**

Die Ungleichheit entsteht durch den Verlust und die daraus entstehende Lücke zwischen der gewünschten Beziehung und der Ist-Situation. Durch die Verlustsituation entsteht eine Diskrepanz zwischen der idealen und der realen Situation.

**(3) Auslösende Ereignisse/Momente**

In der Theorie *Chronic Sorrow* stehen die auslösenden Ereignisse in direktem Zusammenhang mit der Ungleichheit und der Lücke, die durch den Verlust entsteht.

(a) **Betroffene Personen:** Chronische Trauer wird am häufigsten von Personen mit chronischen und lebensbedrohlichen Erkrankungen erlebt. Durch die Erkrankung gilt es Abweichungen von den bislang erfassten Normen. Diese Normen können sozialer, entwicklungsbedingter und/oder persönlicher Natur sein. Diese Abweichung führt zu einer persönlichen oder gesellschaftlichen Stigmatisierung. Die Betroffenen fühlen sich in einer gewissen Form „anders".

(b) **Pflegende An- und Zugehörige:** Pflegende An- und Zugehörige von Kindern mit körperlichen Beeinträchtigungen müssen sich zwischen der idealisierten Vorstellung und der realen Situation zurechtfinden. Das Fortschreiten einer chronischen Erkrankung ohne Aussicht auf Heilung kann ebenso ein Auslöser chronischen Trauerns sein.

(c) **Trauernde Hinterbliebene:** Eakes, Burke und Hainsworth (1998) halten fest, dass es für trauernde Hinterbliebene durch das Ableben einer bedeutenden Person zu Rollenverschiebungen bzw. Rollenveränderungen kommen kann. Dadurch kommt es zu einer dauerhaften Abweichung von einem Ideal. Hinzu kommt die Erinnerung an die Vergangenheit und damit das Gefühl des Verwehrtbleibens des Ideals bzw. einer gewissen Normalität.

**(4) Managementmethoden**

Managementmethoden beziehen sich sowohl auf die Bewältigungsstrategien einer chronisch trauernden Person (intern) als auch auf die unterstützenden Interventionen professionell Pflegender (extern). Eakes, Burke und Hainsworth (1998) halten fest, dass das Nutzen geeigneter Strategien zum Wiedererlangen des Wohlbefindens der Betroffenen führen kann.

(a) **Interne Managementmethoden:** *„These strategies include maintaining involvement in personal interests and activities, pursuing respite opportunities, and seeking information related to one's loss experience."* (Eakes, Burke & Hainsworth, 1998, p. 182) Als wirksam wird das positive Beleuchten der Situation und das Glauben an einen guten Ausgang beschrieben.

(b) **Externe Managementmethoden:** Als wirksame Strategie von Pflegepersonen wird das Fokussieren auf die Gestaltung einer empathischen und vertrauensvollen Beziehung beschrieben. Hierzu zählen Offenheit, die Bereitschaft zuzuhören und sich auf das Gegenüber einzulassen. Das professionelle Rollenverständnis der Pflegeperson ist essenziell, ebenso wichtig ist es, pflegende Angehörige als Expert*innen wahrzunehmen (Eakes, Burke & Hainsworth, 1998).

## 6.4 Die Theorie chronischen Leides/der chronischen Trauer als theoretischer Rahmen

*„(...) Chronic sorrow, a permanent and recurring phenomenon, is now thought to be a normal response to the ongoing negative disparity experienced because of loss situations."* (Burke, Eakes & Hainsworth, 1999, p. 375)

Burke, Eakes und Hainsworth (1999) erfassen in umfassender pflegewissenschaftlicher Forschung Personengruppen mit Multipler Sklerose, onkologischen Erkrankungen und Parkinson, von Infertilität Betroffene sowie Ehepartner*innen von Menschen mit mentaler Erkrankung.

Der Vergleich mit Normen wird von 98% der Befragten, die einen Verlust erlebt haben, als Trigger angeführt. Er fördert bei Betroffenen und pflegenden An- und Zugehörigen von langzeiterkrankten Kindern das Erleben von chronischer Trauer/chronischem Leid.

Burke, Eakes und Hainsworth (1999) definieren drei Arten von Normen, welche zum Vergleich herangezogen werden: (1) soziale, (2) entwicklungsbedingte und (3) persönliche Normen. Die Einschätzung der eigenen Person bzw. der erlebten Situation im Vergleich zu anderen Personen oder Situationen führt zu einem Erkennen von Unterschieden und weiters zum Erleben von Kummer. Lindgren et al. (1992) halten fest, dass die Theorie chronischen Trauerns mit der Illness-Trajectory-Theorie in Verbindung zu bringen ist. So kann die chronische Trauer als ein Bestandteil der Illness-Trajectory-Theorie gesehen werden. Die Illness-Trajecotry-Theorie wurde erstmals 1975 von Corbin und Strauss publiziert und basiert auf empirischen Untersuchungen. Der Verlauf chronischen Krankheitsgeschehens ist durch acht Phasen charakterisiert: (a) Vorphase (keine Symptome), (b) Phase der Diagnosestellung (körperliche Symptome), (c) Krise (oft lebensbedrohliche Situation), (d) Akutphase, (e) Phase der Stabilisierung (Wiedererlangung von Kontrolle), (f) instabile Phase (Kontrollverlust), (g) Phase der Abwärtsbewegung (körperlicher Verfall, Verschlechterung der geistig-mentalen Verfassung) und (h) Sterbephase (Corbin & Strauss, 1991).

### 6.4.1 Bedeutung für Lehre und Forschung

Eakes, Burke und Hainsworth (1998) erkennen zahlreiche Möglichkeiten für weitere Forschungsvorhaben. An erster Stelle steht die Entwickung eines Assessmentinstruments zur Erfassung chronischer Traurigkeit. Als weiterer wichtiger Schritt wird die Notwenigkeit der deduktiven Testung der Theorie genannt. Außerdem ist die Generalisierbarkeit der chronischen Trauer im Sinne einer allgemeinen Aussagekraft voranzutreiben. *„Such additional study will be useful in determining if ongoing disparity can be substantially reduced and chronic sorrow can be alleviated in those who experience this phenomenon."* (Eakes, Burke & Hainsworth, 1998, p. 183)

Lindgren et al. (1992) stellen einen Bedarf fest, Zusammenhänge von chronischer Trauer und weiteren Konzepten zu erfassen. Die Gemeinsamkeiten von und Unterschiede zwischen Depression und chronischer Trauer sind zukünftig zu verdeutlichen (Lindgren, 1992).

Im Folgenden wird das Metaparadigma nach Fawcett (1993, pflegerisches Handeln, Person, Wohlbefinden und Umwelt) auf die Theorie der chronischen Trauer angewandt:

(a) **Pflegerisches Handeln:** Teil des pflegerischen Handelns ist das Erkennen chronischen Leides und das Implementieren von Interventionen im Rahmen der Pflegepraxis. Pflegepersonen sind der Lage, gefährdeten sowie betroffenen Personen Orientierungshilfe zu geben und Assessmenttools anzuwenden. Zu den Hauptaufgaben von Pflegepersonen gehören eine einfühlsame Präsenz, das Einnehmen und Ausfüllen der Lehrer*innen-/Expert*innen-Rolle sowie fürsorgliche und kompetente Betreuung.

(b) **Person:** Die Theorie bezieht sich auf Personen, die von chronischer Trauer mit der idealisierten Wahrnehmung von Lebensprozessen betroffen sind, und sie umgebende Personen.

(c) **Wohlbefinden:** Das Wohlbefinden wird durch die erlebte Normalität der körperlichen und mentalen Gesundheit im Vergleich zu anderen ausgedrückt.

**(d) Umwelt:** In einem sozialen Kontext findet Interaktion statt. Personen reagieren auf Verlustsituationen mit einem Vergleich mit sozialen, persönlichen und entwicklungsbedingten Normen (Masters, 2015; Alligood & Tomey, 2010).

## 6.4.2 Anwendung in der Pflegepraxis

Die von der Theorie des chronischen Leids umrahmte Pflegepraxis umfasst die Unterstützung bei persönlichen Bewältigungsstrategien, die vorausschauende Anleitung von Risikopersonen und die Ausübung der Rollen der Pflegeperson. Zu diesen primären Pflegerollen gehören eine Rolle als einfühlsame*r, präsente*r Lehrer*in/Expert*in und eine Rolle als fürsorgliche*r, kompetente*r Betreuer*in (Masters, 2015).

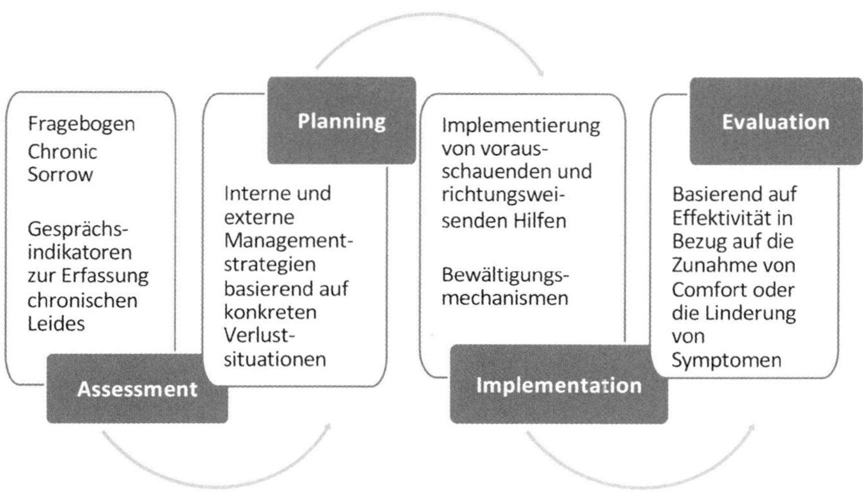


**Abb. 13:** Der Pflegeprozess in Verbindung mit der Theorie des chronischen Leides/ der chronischen Trauer

Lindgren et al. (1992) und weitere Autor*innen weisen auf eine Verbindung zwischen chronischer Trauer und demenzieller Erkrankung hin. Durch den Verlust der Verlässlichkeit des eigenen Körpers und der Körperfunktionen ist es notwendig, Strategien zu erwerben, um diese Verlustsituationen in das (neue) Leben zu integrieren.

Wichtig ist es, darauf hinzuweisen, dass chronisches Leiden über die gesamte Lebensspanne auftreten kann (Lindgren et al., 1992).

Individuelle Managementmethoden bringen Erleichterung für pflegende An- und Zugehörige von Menschen mit chronischer Erkrankung und/oder spezifischen körperlichen Bedürfnissen und Veränderungen. Das Wissen über Managementmethoden kann in die Beratung durch professionell Pflegende einfließen. Die Anwendung therapeutischer Kommunikation im Rahmen externer Managementmethoden kann eine vertrauensvolle Umgebung schaffen, in der Betroffene ihre Emotionen mitteilen können (Gordon, 2009; Lindgren et al., 1992).

*„Simply accepting these recurrences as normal, rather than pathological, and providing the opportunity to talk about the feelings may be sufficiently supportive in allowing active participation in the grieving process."* (Burke, Eakes & Hainsworth, 1999, p. 385)

Die aufmerksame Begleitung und therapeutische Kommunikation bzw. Gesprächsführung mit chronisch kranken Menschen und deren An- und Zugehörigen kann einer Abwärtsspirale des Erlebens und einer damit verbundenen Notwendigkeit von aufwendigen sowie teuren Behandlungen entgegenwirken (Burke, Eakes & Hainsworth, 1999; Gordon, 2009).

## 6.5 Literaturverzeichnis


Alligood, M. R., & Tomey, A. M. (2010). *Nursing Theories and Their Work* (7th ed.). Mosby Elsevier.

Burke, M. L., Eakes G. G., & Hainsworth, A. (1999). Milestones of chronic sorrow: Perspectives of chronically ill and bereaved persons and family caregivers. *Journal of Family Nursing, 5*(4), 374–387.

Corbin, J. M., & Strauss, A. (1991). A Nursing Model for Chronic Illness Management Based Upon the Trajectory Framework. *Scholar Inquiry for Nursing Practice, 5*(3), 155–174.

Eakes, G. G., Burke, M. L., & Hainsworth, A. (1998). Middle-Range Theory of Chronic Sorrow. *Journal of Nursing Scholarship 30*(2), 179–184.

Fawcett, J. (1993). *Analysis and Evaluation of Nursing Theories.* F. A. Davis Company.

Fernandes, M. A., Nobrega, M. M., Zaccara, A. A., Freire, M. E., de Andrade, F. F., & da Costa, S. F. (2021). Fawcett analysis and evaluation model of applied to the theory of chronic sorrow. *Texto & Contexto Enfermagem.* DOI: 10.1590/1980-265x-tce-2020-0010

Gordon, J. (2009). An Evidence-Based Approach for Supporting Parents Experiencing Chronic Sorrow. *Pediatric Nursing 35*(2), 116–119.

Lazarus, R. S., & Folkman, S. (1984). *Stress, appraisal, and coping.* Springer.

Lindgren, C. L., Burke, M. L., Hainsworth, M. A., & Eakes, G. G. (1992). Chronic Sorrow: A Lifespan Concept. *Scholars Inquiry for Nursing Practice: An International Journal 6*(1), 27–40.

Masters, K. (2015). *Nursing theories: a framework for professional practice* (2nd ed.). Jones & Bartlett Learning.

Olshanky, S. (1962). Chronic Sorrow: A response to a mentally defective child. *Social casework 43,* 191–193.

Peterson, S. J., & Bredow, T. S. (2020). *Middle Range Theories, Application to Nursing Research and Practice* (3rd ed.). Wolters Kluwer

# 7 Martz Huth & Moore (1998): Präskriptive Entscheidungstheorie über das akute Schmerzmanagement bei Säuglingen und Kindern

| **Autorinnen** | Myra Martz Hutz und Shirley M. Moore |
|---|---|
| **Erscheinungsjahr** | 1998 |
| **Land der Publikation** | Vereinigte Staaten von Amerika |
| **Zentrale Konzepte/ Bestandteile der Theorie** | Themenbereich I: Initiales Assessment<br>→ Schmerzgedächtnis<br>→ Aktuelles Schmerzassessment<br>→ Individueller Entwicklungsstand<br>→ Copingstrategien<br>→ Kultureller Hintergrund<br>Themenbereich II: Therapeutische Interventionen<br>→ Gabe von Opioiden und/oder<br>→ Gabe von Nicht-Opioiden zur Analgesie und/oder<br>→ Anwendung von nicht-pharmakologischen Maßnahmen und/oder<br>→ Eltern-Kind-Edukation<br>Themenbereich III:<br>→ Kontinuierliches Assessment und Reassessment<br>→ Nicht-adäquate Schmerzreduktion<br>→ Outcome: Effektives Schmerzmanagement |
| **Zielgruppe** | Säuglinge ab dem 6. Lebensmonat und Kinder bis zum 12. Lebensjahr |
| **Setting** | Versorgungsbereich, wo Kinder mit akutem Schmerz konfrontiert werden, z. B. Kinderchirurgie |

Tab. 7: Übersicht – Präskriptive Entscheidungstheorie über das akute Schmerzmanagement bei Säuglingen und Kindern (Huth Martz & Moore, 1998)

Neben der UN-Kinderrechtskonvention betont auch die EACH-Charta (European Association for Children in Hospital), dass Kinder und Jugendliche eine Bevölkerungsgruppe darstellen, die vor Gewaltanwendungen besonders geschützt werden muss. Das beinhaltet auch alle von Kindern und Jugendlichen als schmerzhaft wahrgenommenen Erfahrungen im Rahmen von pflegerisch-medizinisch induzierten Handlungen. Wenn diese Interventionen im Rahmen eines Krankenhausaufenthalts notwendig sind, gilt es, das damit einhergehende Traumatisierungspotenzial so gering wie möglich zu halten. Der Schmerz ist dabei als eine vitale Lebenseigenschaft zu verstehen und hat einen tiefgreifenden Prägungscharakter auf das Kind.

Die präskriptive Entscheidungstheorie über das akute Schmerzmanagement bei Säuglingen und Kindern stellt einen Ansatz dar, um Schmerzerfahrungen möglichst gering zu halten. Diese von Myra Martz Huth und Shirley M. Moore (1998) entwickelte Theorie mittlerer Reichweite soll Pflegepersonen dazu befähigen, das Phänomen des akuten kindlichen Schmerzes in Bezug auf seine physiologischen, psychologischen, entwicklungsbedingten und soziokulturellen Komponenten zu analysieren, um daraus im Berufsalltag ganzheitliche Pflegehandlungen ableiten zu können. Das Ziel ist eine zufriedenstellende Schmerzreduktion für das Kind, mit dem seine An- und Zugehörigen sowie die Pflegepersonen ebenso zufrieden sind. Außerdem stellt die Theorie eine rahmende Struktur für weitere einschlägige Pflegeforschung dar.

## 7.1 Hintergründe und Entwicklung

Die beiden Autorinnen entwickelten die vorliegende Theorie gemeinsam im Zuge ihrer Tätigkeit als wissenschaftliche Mitarbeiterinnern an der Case Western Reserve University in Cleveland im US-Bundessstaat Ohio. Myra Martz Huth war zum Zeitpunkt dieser Theorieentwicklung Doktorandin und beschäftigte sich mit der Thematik im Zuge ihrer Dissertation. Shirley M. Moore war die betreuende Professorin (Craft-Rosenberg & Denehy, 2000).

Huth Martz und Moore (1998) kritisieren im Zuge ihrer Arbeit, dass die bestehenden Theorien zum kindlichen Schmerz auf eine beschreibende und erklärende Dimension reduziert sind. Damit die Pflegepraxis akute Schmerzzustände besser adressieren kann, braucht es präskriptive Entscheidungstheorien, die zu einem nachhaltigen Schmerzmanagement führen. Diese Theorien ermöglichen es, dass aktuelle Forschungsergebnisse zur Schmerzreduktion im klinischen Feld rasch umgesetzt werden, und führen neben einer verbesserten Pflegequalität auch zu einem rascheren Theorie-Praxis-Transfer.

Wissenschaftstheoretisch gesehen weisen präskriptive Entscheidungstheorien spezielle Eigenschaften auf. Ein wesentliches Charakteristikum ist ein gewisser axiomatischer Aufbau dieser Theorien. Das heißt, es werden auf einer theoretischen Grundlage Axiome abgeleitet, die es erlauben, Sachverhalte in der Praxis zu analysieren und in weiterer Folge Handlungen davon abzuleiten. Außerdem definieren sie einen Orientierungsrahmen als Outcome, der besagt, was nach dem Setzen einer bestimmten Handlung erreicht werden soll (Watson, 1975). Die Idee zu dahingehenden Theorien in der Pflegewissenschaft wurde erstmals im Jahr 1968 vorgebracht. Durch den regulierend-direktiven Charakter dieser Theorien sollten Theoriebildung, Praxis und Forschung besser miteinander verwoben werden (Dickoff, James & Wiedenbach, 1968).

Als Grundlage zur Theoriebildung nutzten Huth Martz und Moore (1998) unterschiedliche in Anwendung befindliche Leitlinien zum akuten Schmerzmanagement bei Säuglingen, Kindern und Jugendlichen. Unter anderem wurde auf die evidenzbasierten Leitlinien der Agency for Health Care Policy and Research (AHCPR) zurückgegriffen, welche in regelmäßigen Abständen interdisziplinäre Empfehlungen zum Thema des Schmerzmanagements bei Kindern abgeben. Als Orientierungsrahmen für die Theorieentwicklung wurde die von Good und Moore (1996) publizierte Abhandlung zur Theoriebildung im Rahmen von Theorien mittlerer Reichweite aus klinischen Leitlinien verwendet. Dadurch wirkt die Theorie mittlerer Reichweite für das akute Schmerzmanagement bei Säuglingen und Kindern sowohl für die Pflegepraxis als auch für die einschlägige Forschung rahmend. Die Zielgruppe sind Säuglinge ab dem sechsten Lebensmonat und Kinder bis zum zwölften Lebensjahr (Huth Martz & Moore, 1998).

## 7.2 Aufbau und Bestandteile der Theorie

Im Zuge dieser Theorie kombinieren Huth Martz und Moore (1998) verschiedene Konzepte, die in drei Themenbereiche eingeordnet sind. In diesem Kapitel werden die grundlegenden theoretischen Vorannahmen abgebildet und der Theorieentwicklungsprozess wird näher erläutert.

### 7.2.1 Grundlegende Vorannahmen für die Theorie

Durch den im Kapitel *Hintergründe und Entwicklung* erwähnten axiomatischen Charakter von präskriptiven Entscheidungstheorien liegen der Theorie gewisse Vorannahmen zugrunde, die als voraussetzend zu verstehen sind. Huth Martz und Moore (1998) definieren im Zuge ihrer Theorie sieben solcher Vorannahmen. Als Erstes wird angeführt, dass die Pflegeperson mit einem interdisziplinären Team zusammenarbeitet, um Schmerzen bei Säuglingen und Kindern adäquat adressieren zu können. Die zweite Annahme ist, dass eine Pflegeperson die Verantwortung dafür trägt, dass ein Schmerzassessment durchgeführt wird und darauf aufbauend Interventionen erfolgen. Bei der nächsten Annahme wird davon ausgegangen, dass die Pflegeperson über aktuelles Wissen über kindliches Schmerzmanagement, Körperwachstum und kindliche Entwicklung sowie die Berechnung von Medikamentendosierungen verfügt. Die vierte Annahme ist, dass für die pharmakologische Schmerztherapie alle Medikamentensubstanzgruppen berücksichtigt werden. Das beinhaltet zum Beispiel auch Opioide. Die nächste Annahme ist, dass bei Auftreten von Nebenwirkungen im Zuge der analgetischen Therapie gegenregulierende Medikamente verabreicht werden. Die sechste Annahme ist, dass die Zielgruppe Säuglinge ab dem sechsten Lebensmonat und Kinder bis zum zwölften Lebensjahr beinhaltet. Die siebte und letzte Annahme ist, dass vorangegangene Schmerzerfahrungen das aktuelle Schmerzerleben beeinflussen. Die folgende Abbildung soll diese Annahmen zusammenfassend abbilden.

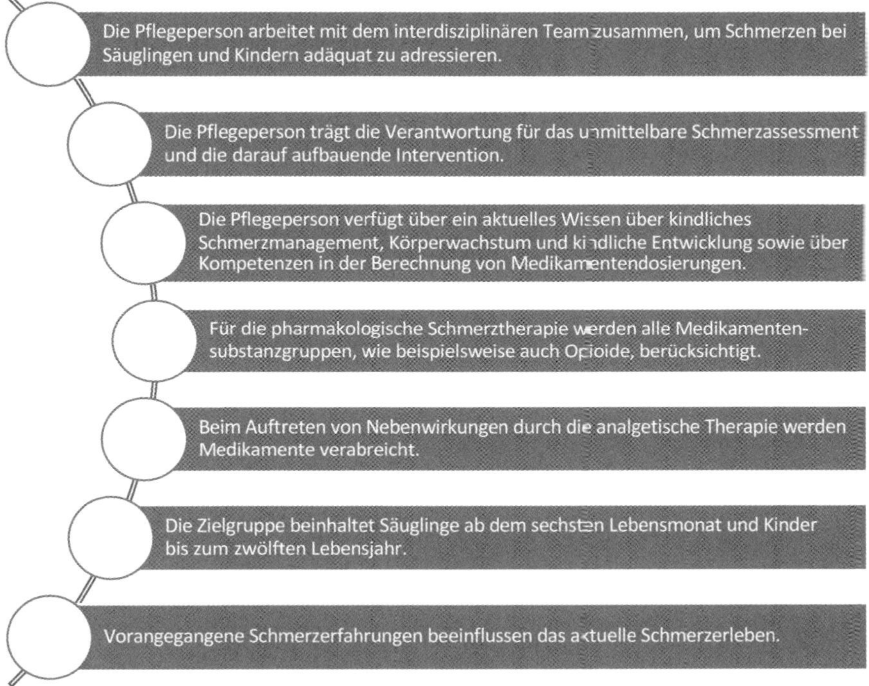


**Abb. 14:** Theoretische Vorannahmen zur präskriptiven Entscheidungstheorie (Huth Martz & Moore, 1998)

### 7.2.2 Theorieentwicklungsprozess

Wie bei Good und Moore (1996) beschrieben, wandten die Autorinnen zur Theorieentwicklung zwei Strategien an: zum einen eine Aussagensynthese und zum anderen eine Theoriesynthese, mit dem Ziel, bestehende und in Beziehung stehende Konzepte zu identifizieren und eine Themensynthese vorzunehmen.

Bei der ersten Strategie, der *Aussagensynthese*, geht es darum, dass zu einem Gegenstandsgebiet zwei oder mehrere in Beziehung stehende Konzepte auf ihre Zusammengehörigkeit hin überprüft werden. Im Falle dieser Theorie mittlerer Reichweite bezieht sich das Gegenstandsgebiet auf das akute Schmerzmanagement bei Säuglingen und Kindern, mit dem Ziel einer Schmerzreduktion. Um die zugrunde liegenden Konzepte identifizieren zu können, wurden die Leitlinien der AHCPR systematisch auf zusammenhängende Aspekte hin gesichtet. Durch dieses Vorgehen konnten zwölf Konzepte identifiziert werden. Diese sind in Tabelle 8 im Kapitel *Bedarfserhebung und Assessment der einzelnen Themenbereiche* (s. S. 96) mit ihren Definitionen dargestellt (Huth Martz & Moore, 1998).

Beim zweiten Schritt, der *Theoriesynthese*, wurden die Konzepte in Bezug auf ihren Zusammenhang logisch geordnet. Das Ziel bei diesem Vorgehen ist es, empirische Erkenntnis auf eine höhere Abstraktionsebene zu heben. Die folgenden drei Themenbereiche bzw. Aussagen konnten durch dieses Vorgehen synthetisiert werden: ein *initiales Assessment*, *therapeutische Interventionen* mit dem Ziel einer Schmerzreduktion, die für das Kind, die Eltern und die Pflegeperson zufriedenstellend ist, und ein *kontinuierliches Assessment und Reassessment* (Huth Martz & Moore, 1998). Im nächsten Kapitel werden die dieser Theorie mittlerer Reichweite zugrunde liegenden Konzepte und Themenbereiche grafisch veranschaulicht.

## 7.3 Drei Themenbereiche im Zuge des akuten Schmerzmanagements

Die folgende Abbildung veranschaulicht schematisch die drei Themenbereiche der präskriptiven Entscheidungstheorie über das akute Schmerzmanagement nach Huth Martz und Moore (1998). Das übergeordnete Ziel und Outcome ist die Schmerzreduktion beim Kind, die auch für die An- und Zugehörigen sowie für die Pflegeperson zufriedenstellend ist.

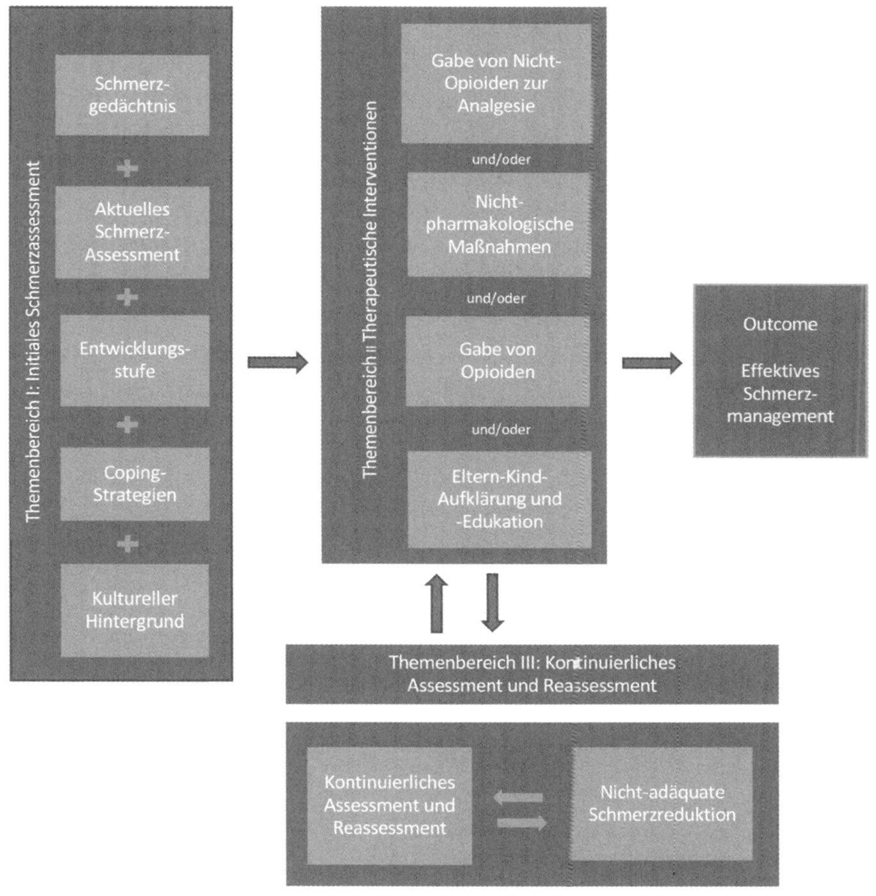


**Abb. 15:** Prozesshaftes Zusammenwirken der Themenbereiche samt zugrunde liegenden Konzepten, nach Huth Martz & Moore (1998)

## 7.3.1 Themenbereich I: Initiales Assessment

Nach Huth Martz und Moore (1998) setzt sich der erste Themenbereich aus dem Schmerzgedächtnis, einem aktuellen Schmerzassessment, der Erhebung des individuellen Entwicklungsstandes, dem Vorhandensein möglicher Copingstrategien und dem kulturellen Hintergrund zusammen.

Hier geht es darum, eine Anamnese durchzuführen und gegebenenfalls zu erheben, wie früher mit Schmerzen umgegangen wurde bzw. ob bereits ein sogenanntes „Schmerzgedächtnis" aufgrund von negativer Konditionierung vorherrscht. Das Schmerzgedächtnis stellt dabei eine Konditionierung dar, die positiv oder negativ sein kann. Neben dieser Erhebung sollte ein standardisiertes Schmerzassessment zudem aus der Fremd- und Selbsteinschätzung des aktuellen Schmerzempfindens bestehen. Außerdem gilt es, den psychoemotionalen Entwicklungsstand des Kindes zu beurteilen bzw. zu berücksichtigen. Das hat beispielsweise Einfluss darauf, ob überhaupt eine Selbsteinschätzung durch das Kind erfolgen kann. Darüber hinaus sollen darauf aufbauend mögliche Copingstrategien identifiziert werden. Abschließend wird in diesem ersten Themenbereich noch der kulturelle Hintergrund berücksichtigt. Dieser beeinflusst, wie mit Schmerzen umgegangen wird bzw. welche Tradition und Wertigkeit in der Kultur oder Familie vorherrscht. Manche Eltern sind der Auffassung, dass der akute Schmerz zur Charakterformung beiträgt, und schätzen diesen als nicht behandlungswürdig ein. Hier hat die Pflegeperson die Aufgabe, Kinder vor Traumatisierungspotenzialen zu schützen.

### 7.3.2 Themenbereich II: Therapeutische Interventionen

Huth Martz und Moore (1998) fassen in diesem Themenbereich therapeutische Maßnahmen zusammen, die zu einer Reduktion des akuten Schmerzes führen, die für die betroffenen Säuglinge und Kinder, deren An- und Zugehörige sowie die betreuenden Pflegepersonen zufriedenstellend ist. Die zu berücksichtigenden pflegerischen Konzepte sind eine effektive Eltern-Kind-Aufklärung und -Edukation und/oder die Gabe von Opioiden und/oder Nicht–Opioiden zur Analgesie und/oder die Anwendung von nicht-pharmakologischen Maßnahmen.

Die pflegerische Aufklärung und Informationsbereitstellung im Zuge des akuten Schmerzmanagements ist eine zentrale Aufgabe des pflegerischen Dienstes. Diese soll mit gegenregulierenden Maßnahmen sowohl bei den Kindern als auch bei den Eltern dazu führen, dass ein bestehendes Schmerzerleben positiv konnotiert wird. Mit dieser Form von Psychoedukation erlangen die Kinder und ihre An- und Zugehörigen Selbstkontrolle in herausfordernden Situationen. Zudem stärkt ein solcher Entwicklungsprozess ihr Selbstwirksamkeitserleben. Außerdem muss berücksichtigt werden, dass es sich bei Schmerz nicht ausschließlich um eine sensorische Erfahrung handelt, sondern dass dieser auch affektive und kognitive Komponenten beinhaltet. Daher gilt es, die Gabe von Analgetika mit nicht-pharmakologischen Maßnahmen zu kombinieren, um die größtmögliche Schmerzreduktion zu erzielen. Die Vorschreibung der medikamentösen Therapie obliegt dem ärztlichen Dienst bzw. wird im Zuge einer Standard Operating Procedure (SOP) festgelegt und durch die Pflegeperson ausgeführt.

### 7.3.3 Themenbereich III: Kontinuierliches Assessment und Reassessment

Im dritten Themenbereich geht es nach Huth Martz und Moore (1998) um ein kontinuierliches Assessment und Reassessment des kindlichen Schmerzgeschehens. Dieses basiert auf den Erkenntnissen des ersten Themenbereiches, wie beispielsweise über das Schmerzgedächtnis, den kindlichen Entwicklungsstand oder den kulturellen Hintergrund. Ein Wiederholen des Assessments in diesem ersten Themenbereich erfolgt jedoch zu diesem Zeitpunkt nicht mehr, da mit keiner Veränderung in diesen Konzeptbereichen zu rechnen ist – zumindest nicht in der Kurzfristigkeit der aktuellen pflegerischen Versorgung. Die einzige Ausnahme stellt das dem ersten Themenbereich zugewiesene aktuelle Schmerzempfinden dar, das mit unterschiedlichen auf den kindlichen Entwicklungsstand angepassten Assessmentinstrumenten erhoben wird.

Das Reassessment des Schmerzempfindens sollte in vordefinierten und geplanten Zeiträumen durchgeführt werden, bis es als Outcome zu einer Schmerzreduktion kommt, die für die Kinder, die Eltern sowie die Pflegeperson zufriedenstellend ist. Die aus dem Reassessment abgeleiteten Reinterventionsbedarfe orientieren sich an den Konzepten des zweiten Themenbereiches. Sie können zum Beispiel aus der weiteren Edukation und Aufklärung der Kinder und der An- und Zugehörigen, der Erhöhung von Medikamentendosierungen nach SOP, der weiteren Gabe von Analgetika oder dem Einsatz von zusätzlichen nicht-pharmakologischen Maßnahmen bestehen. Der Prozess aus Reassessment und davon abgeleiteten Reinterventionen ist so oft zu wiederholen, bis eine zufriedenstellende Schmerzreduktion als Outcome herbeigeführt wurde.

Wenn keine zufriedenstellende Schmerzreduktion eintritt, gilt es festzustellen, ob das verwendete Assessmentinstrument dem Alters- und Entwicklungsstand adäquat ist. Trifft das nicht zu, sollte auf ein anderes Instrument zur Selbsteinschätzung gewechselt oder eine Fremdeinschätzung durchgeführt werden.

## 7.4 Bedarfserhebung und Assessment der einzelnen Themenbereiche

Jeder Themenbereich und jedes einzelne Konzept sollte mit einem geeigneten Messinstrument bewertet bzw. dokumentiert werden. Damit sollen Bedarfe aufgedeckt werden, der Ist-Stand soll erhoben werden und die Anwendung von zielgerichteten Pflegeinterventionen soll überprüfbar gemacht werden. Die Messinstrumente müssen hierfür sowohl reliabel als auch valide für die Zielgruppe von Säuglingen und Kindern sein. Das rahmende Ziel ist eine Reduktion des Schmerzerlebens beim Kind, die auch für die An- und Zugehörigen und die Pflegeperson zufriedenstellend ist (Huth Martz & Moore, 1998).

Die folgende Tabelle soll eine Übersicht über die in dieser Theorie verwendeten Konzepte samt zugehörigen Definitionen und geeigneten Messinstrumenten geben.

| Konzept | Definition | Erhebung/Messinstrument |
|---|---|---|
| **Themenbereich I: Initiales Assessment** | | |
| Schmerzgedächtnis | Die Grundlage stellen die Berichte von Kindern und ihren An- und Zugehörigen in Bezug auf durchgemachte Schmerzerfahrungen dar. Effektive gegenregulierende Strategien (pharmakologisch wie nicht-pharmakologisch) werden erhoben. | Erhebung und Dokumentation des Schmerzgedächtnisses von Kindern und Jugendlichen nach Hester & Barcus (1986) |
| Aktuelles Schmerzassessment | Selbst- oder Fremderhebung des aktuellen Schmerzgeschehens | Visuelle Analogskala (VAS) nach Huskisson (1974) oder *Children's Hospital of Eastern Ontario Pain Scale* (CHEOPS) nach McGrath et al. (2003) |

| | | |
|---|---|---|
| Entwick-lungsstufe | Erhebung der kindlichen Entwicklung in Bezug auf Motorik, Sprache sowie persönliche und soziale Entwicklung | *Denver II* nach Frankenburg et al. (1992) |
| Coping-strategien | Erhebung von Methoden zum kindlichen Umgang mit Stress und Angst, kognitiv und verhaltensbezogen | *Schoolager's Coping Strategies Inventory* nach Ryan-Wenger (1990) |
| Kultureller Hinter-grund | Erhebung von sozioökonomischen, ethnischen oder religiösen Faktoren, die das Schmerzerleben beeinflussen | Mündliche Erhebung dieser Faktoren bei den Kindern und ihren An- und Zugehörigen und Dokumentation |
| **Themenbereich II: Therapeutische Interventionen** | | |
| Eltern-Kind-Aufklärung und -Edukation | Alters- und situationsadäquate Aufklärung der Kinder und ihrer An- und Zugehörigen in Bezug auf den akuten Schmerz und das pflegerische Schmerzmanagement, im Besonderen in Bezug darauf, wie bei der Schmerzerhebung vorgegangen wird und welche pharmakologischen und nicht-pharmakologischen Maßnahmen durchgeführt werden | Dokumentation des leitlinienbasierten Vorgehens im Zuge von Aufklärung und Edukation innerhalb der Institution |
| Gabe von Opioiden | Morphinpräparate stellen die Standardsubstanzgruppe bei Säuglingen und Kindern dar. Sie werden durch den ärztlichen Dienst angeordnet oder durch eine SOP geregelt. | Dokumentation von Medikamentennamen, Dosierung (mg/kg), Häufigkeit der Gabe und Applikationsform |
| Gabe von Nicht-Opioiden | Zu den Nicht-Opioiden im Zuge der Analgesie zählen Medikamente wie z. B. nicht-steroidale Antirheumatika (NSAR) oder Anthranilsäurederivate wie z. B. Mefenaminsäure | Dokumentation von Medikamentennamen, Dosierung (mg/kg), Häufigkeit der Gabe und Applikationsform |
| Nicht-pharmako-logische Maßnah-men | Hierzu zählen Maßnahmen wie die Anwesenheit der Eltern, das Vorhandensein persönlicher Gegenstände der Kinder (z. B. ein Kuscheltier), kindliches Spiel, Ab- und Umlenken von Stress und Angst nach kindlichen Entwicklungsstufen sowie Entspannungsübungen. | Erhebung und Dokumentation durch die Befragung von Kindern und ihren An- und Zugehörigen und gegebenenfalls die Beobachtung von Verhaltensmustern |

| **Themenbereich III: Kontinuierliches Assessment und Reassessment** | | |
|---|---|---|
| Kontinuierliches Assessment und Reassessment | Je nach dem kindlichen Entwicklungsstand wird das Schmerzgeschehen mit geeigneten Messinstrumenten durch Selbst- und Fremderhebung in vordefinierten Zeiträumen abgebildet. | Visuelle Analog-Skala (VAS) nach Huskisson (1974) oder die *Children's Hospital of Eastern Ontario Pain Scale* (CHEOPS) nach McGrath et al. (2003). Ebenso können physiologische Parameter zur Beurteilung herangezogen werden, wie Herzfrequenz, Blutdruck, Atmung, Sauerstoffsättigung oder Schwitzen. |
| Nicht-adäquate Schmerzreduktion | Die auf dem Assessment basierenden Maßnahmen führen zu keiner Reduktion des Schmerzes. | Feststellen, ob das verwendete Assessmentinstrument dem Alters- und Entwicklungsstand adäquat ist. Gegebenenfalls eine Fremdeinschätzung durchführen. |
| **Outcome** | | |
| Effektiver Outcome | Die Schmerzreduktion beim Kind ist zufriedenstellend für das Kind, die An- und Zugehörigen sowie die Pflegeperson. | Quantifizierte Dokumentation der Schmerzreduktion und der Aussagen des Kindes oder der An- und Zugehörigen, die damit in Verbindung stehen |

Tab. 8: Übersicht der Themenbereiche mit zugrunde liegenden Konzepten, deren Definition samt Assessmentinstrumenten, nach Huth Martz & Moore (1998)

Die verschiedenen Konzepte mit den zugehörigen Mess- bzw. Assessmentinstrumenten stellen einen Werkzeugkasten dar, der eine individuelle Auswahl und Kombination ermöglicht, um der aktuellen Bedarfssituation entsprechend mit zielgerichteten Pflegeinterventionen reagieren zu können.

Vorab sollte das Schmerzgedächtnis dokumentiert werden, wie bei Hester und Barcus (1986) empfohlen. Das aktuelle Schmerzgeschehen kann bei Vorschul- und Schulkindern mit der Visuellen Analog-Skala (VAS) im Zuge einer Selbsteinschätzung erhoben werden (Huskisson, 1974). Fremdeinschätzungen sind ebenso möglich. Hier bietet sich beispielsweise die *Children's*

*Hospital of Eastern Ontario Pain Scale* (CHEOPS) an (McGrath et al., 2003). Zudem kann der Entwicklungsstand des Kindes mit dem von Frankenburg et al. (1992) publizierten Assessment *Denver II* erhoben werden. Außerdem gilt es, mögliche Copingstrategien mit dem *Schoolager's Coping Strategies Inventory* nach Ryan-Wenger (1990) zu bewerten.

Hier führen Huth Martz und Moore (1998) jedoch an, dass die Kombination dieser unterschiedlichen Assessmentinstrumente einer empirischen Validierung bedarf. Zwar stellt die präskriptive Entscheidungstheorie über das akute Schmerzmanagement bei Säuglingen und Kindern einen verbindenden Rahmen dar, die Interaktion und Zusammengehörigkeit im Zuge der Konzeptkombination gilt es aber durch zusätzliche Forschung weiterzuentwickeln. Dieser Aspekt soll im nächsten Kapitel näher beleuchtet werden.

## 7.5 Die präskriptive Entscheidungstheorie als theoretischer Rahmen

In diesem Kapitel werden die Anwendungen dieser Theorie näher beleuchtet. Dabei werden zunächst die Ansätze in Lehre und Forschung dargestellt und anschließend wird auf die Frage eingegangen, welche Implikationen die Theorie für Pflegepraxis hat oder haben könnte.

### 7.5.1 Bedeutung für Lehre und Forschung

Huth Martz und Moore (1998) postulieren zwar, dass die einzelnen Themenbereiche dieser präskriptiven Entscheidungstheorie zusammenhängen, weisen aber gleichzeitig auf Limitationen ihrer Theorie hin. Somit besteht weiterer Forschungsbedarf. Im Besonderen betonen die Autorinnen, dass die Kombination der unterschiedlichen Konzepte innerhalb der Themenbereiche von Assessment über Pflegeinterventionen bis zum Reassessment auf ihre Angemessenheit hin empirisch validiert werden muss. Zudem führen sie an, dass die gesamte Theorie in Bezug auf ihre Effektivität durch eine Kosten-Nutzen-Analyse überprüft werden sollte. Als mögliche Outcome-Kriterien empfehlen sie, Krankenhausaufenthaltskosten, Krankenhausaufenthaltsdauer und mögliche Komplikationen durch nicht adressiertes Schmerzerleben zu berücksichtigen. Das Autorinnenteam führt außerdem an, dass es weitere Limitationen gibt. So kann die Theorie nicht auf die Zielgruppe von Frühgeborenen, Jugendlichen und Kindern mit speziellen Gesundheitsbedürfnissen bei chronischer Erkrankung oder Behinderung übertragen werden. Zudem ist das Phänomen des chronischen Schmerzes ausgenommen.

Als einen weiteren limitierenden Aspekt gilt es anzuführen, dass die Familie zwar in vielen der in dieser Theorie berücksichtigten Konzepten Einfluss auf das Kind nimmt, sie aber keine explizit angeführte beeinflussende Variable darstellt. Hier gilt es eine Grundsatzfrage zu adressieren: Wurde die Theorie aus einer kindzentrierten Betrachtungsweise heraus entwickelt, die Aspekte der Familie als beeinflussende Variable mitberücksichtigt, oder stellt die Familienzentrierung einen weiteren Orientierungsrahmen dar? Wenn so, dann müsste diese Position noch in die Vorannahmen der Theorie eingearbeitet werden.

Außerdem gilt es in diesem Zusammenhang festzustellen, dass die Familie ein eigenständiges Konzept innerhalb des initialen Assessments darstellen sollte, da ein Kind immer in seinem Bezugssystem von An- und Zugehörigen zu verstehen ist. Dieser Umstand bzw. Bedarf könnte in einer möglichen Theorieadaptierung adressiert werden. Als ein mögliches Assessmentinstrument hierfür böte sich beispielsweise das Calgary Familien-Assessment nach Wright et al. (2021) an.

Weiteren Forschungsbedarf gibt es in Bezug auf die Entwicklung eines auf der Theorie basierenden einheitlichen Assessmentinstruments. Die Kombination der unterschiedlichen Konzepte und die Verweise auf verschiedene Assessmentinstrumente ermöglichen es zwar, flexibel und situationsadäquat im Sinne der präskriptiven Entscheidungstheorie zu reagieren, gleichzeitig schränkt dieser Umstand aber wieder die Umsetzbarkeit der Theorie im Praxisfeld ein.

Eine Limitation für die Umsetzbarkeit im deutschsprachigen Raum ist, dass viele der in der Theorie verwendeten Assessmentinstrumente nicht in einer deutschen Übersetzung vorliegen. Das schränkt eine flächendeckende praktische Umsetzung ein. Um die Theorie vollumfänglich in der Praxis anwenden zu können, müssen die Assessmentinstrumente ins Deutsche übersetzt werden.

Für die Lehre kann festgestellt werden, dass die Theorie ein effektives Mittel für die strukturierte Wissensvermittlung bei Studierenden und Auszubildenden der Gesundheits- und Krankenpflegeberufe darstellt. Außerdem ist sie ein geeignetes Strukturierungsmittel für einschlägige Fort- und Weiterbildungen von im Praxisfeld tätigen Pflegepersonen. Diese können damit strukturiert und gezielt auf die Bedürfnisse von Säuglingen und Kindern mit akuten Schmerzzuständen reagieren. Für die didaktische Umsetzung bieten sich aufgrund der Thematik und Struktur der Theorie inhalts- und lerntheoretische Ansätze an. Außerdem kann die präskriptive Entscheidungstheorie auch als ein theoretischer Rahmen für Qualifikationsarbeiten in pflege- und gesundheitswissenschaftlichen Studiengängen auf Bachelor- und Masterebene dienen.

### 7.5.2 Anwendung in der Pflegepraxis

Wie bereits im Vorkapitel erwähnt, gibt es Limitationen in Bezug auf die Anwendung und Umsetzung dieser Theorie mittlerer Reichweite im praktischen Feld. Zunächst ist auf das Fehlen eines einheitlichen Assessmentinstruments hinzuweisen. Zudem hindert das Fehlen von deutschen Übersetzungen einzelner Assessmentinstrumente eine flächendeckende praktische Umsetzung der Theorie.

Auch die Definition der Zielgruppe wirkt limitierend. Die Theorie beschränkt sich nämlich in ihrer Anwendung auf Säuglinge und Kinder bis zum zwölften Lebensjahr, die an akuten Schmerzen leiden.

Gleichzeitig deutet diese Limitation auch ein klares Setting an, in dem die Theorie vorteilhafte Anwendung finden könnte. Kinderchirurgische Abteilungen sowie Ambulanzen und Ordinationen, wo invasive Eingriffe durchgeführt werden, sind hier zu erwähnen. Aber bereits basale Maßnahmen in der Diagnostik und Therapie, wie zum Beispiel die venöse Blutabnahme, stellen Anwendungsbereiche dieser Theorie dar. Pflegepersonen könnten mithilfe der präskriptiven Entscheidungstheorie nach Huth Martz und Moore (1998) im akuten Schmerzmanagement bei Säuglingen und Kindern strukturiert arbeiten, um die Intensität und mögliche nachteilige Langzeitfolgen von akutem Schmerzgeschehen so gering wie möglich zu halten.

## 7.6 Literaturverzeichnis

Craft-Rosenberg, M., & Denehy, J. (2000). *Nursing interventions for infants, children, and families*. SAGE.

Dickoff, J., James, P., & Wiedenbach, E. (1968). Theory in a practice discipline part I: Practice oriented theory. *Nursing Research, 17*(1), 415–435.

Frankenburg, W. K., Dodds, J., Archer, P., Shapiro, H., & Bresnick, B. (1992). The Denver II: a major revision and restandardization of the Denver Developmental Screening Test. *Pediatrics, 89*(1), 91–97.

Good, M., & Moore, S. M. (1996). Clinical practice guidelines as a new source of middle-range theory: focus on acute pain. *Nursing Outlook, 2*(44), 74–79.

Hester, N., & Barcus, C. (1986). Assessment and management of pain in children. *Pediatrics: Nursing update, 1*, 2–8.

Huskisson, E. C. (1974). Measurement of pain. *The Lancet, 304*(7889), 1127–1131.

Huth Martz, M., & Moore, S. M. (1998). Prescriptive theory of acute pain management in infants and children. *Journal for Specialists in Pediatric Nursing, 3*(1), 23–32.

McGrath, P., Johnson, G., Goodman, J., Schillinger, J., Dunn, J., & Chapman, J. (2003). Children's Hospital of Eastern Ontario Pain Scale. *Assessing children's well-being: a handbook of measures, 28*(3), 38.

Ryan-Wenger, N. M. (1990). Development and psychometric properties of the Schoolagers' Coping Strategies Inventory. *Nursing Research, 39*, 344–349.

Watson, R. I. (1975). Prescriptive theory and the social sciences. In *Determinants and Controls of Scientific Development* (pp. 11–35). Springer.

Wright, L. M., Leahey, M., Shajani, Z., & Snell, D. (2021). *Familienzentrierte Pflege: Lehrbuch für Familien-Assessment und Interventionen*. Hogrefe.

# 8 Kearney (2001): Immerwährende Liebe – eine Grounded Formal Theory über die Erfahrung von Frauen mit häuslicher Gewalt

| **Autorin** | Margaret H. Kearney |
|---|---|
| **Erscheinungsjahr** | 2001 |
| **Land der Publikation** | Vereinigte Staaten von Amerika |
| **Zentrale Konzepte/ Bestandteile der Theorie** | Zentrales Phänomen: Immerwährende Liebe<br>→ Phase 1: Das wollte ich so<br>→ Phase 2: Je mehr ich mache, desto weniger bin ich<br>→ Phase 3: Ich hatte genug<br>→ Phase 4: Ich fand mich immer mehr selbst |
| **Zielgruppe** | Frauen und Kinder, die mit häuslicher Gewalt konfrontiert sind |
| **Setting** | Zentrale Notaufnahmen, Unfallchirurgie, Geburtshilfe/ Gynäkologie, Psychiatrie, Community Health Nursing |

Tab. 9: Übersicht – Immerwährende Liebe (Kearney, 2001)

Durch die Corona-Pandemie kam es in Österreich zu einem vermehrten Auftreten von häuslicher Gewalt gegen Frauen. Die kapitalste Konsequenz dieser Gewalterscheinungen ist die Ermordung von Frauen.

Von Jänner bis Dezember 2021 wurden nach der Zählung des Vereins Autonome Österreichische Frauenhäuser – AÖF (2021) in Österreich 31 Frauen ermordet. Bei 30 stehen die (Ex-)Partner, Bekannte oder Familienmitglieder im Verdacht, die Tat begangen zu haben.

Auf medialer und gesellschaftspolitischer Ebene wurden diese Morde teilweise als eine Konsequenz der Pandemie relativiert. Das ist nicht überraschend, da eine Tradition existiert, welche Frauenmorde als eine Folge von komplexen Beziehungsumständen oder als zufällige Einzeltragödien bagatellisiert.

Diese Form von Gewalt gegen Frauen ist daher kein neues gesellschaftliches Phänomen. Die südafrikanische Soziologin Diana E. H. Russell benannte es bereits im Jahr 1976 als Femizid. Dieses theoretische Konzept wurde von der Forscherin als das vorsätzliche Töten von Frauen durch Männer aufgrund ihrer geschlechtlichen Zugehörigkeit definiert. Die Täter beabsichtigen durch dieses Hassverbrechen patriarchale Rollenvorstellungen zu sichern, um eine (von ihnen) determinierte soziale Ordnung aufrechtzuerhalten (Radford & Russell, 1992). Damit Gewalteskalationen durchbrochen und Femizide verhindert werden können, gilt es, den betroffenen Frauen sowie deren gewaltverursachenden Partnern frühzeitig Hilfe und Unterstützung zukommen zu lassen.

Die US-amerikanische Pflegewissenschaftlerin Margaret H. Kearney publizierte im Jahre 2001 eine Theorie mittlerer Reichweite zum Thema häusliche Gewalt gegen Frauen, um Pflegepersonen für das Thema zu sensibilisieren. Zudem möchte sie damit für ein verbessertes Verständnis der komplexen Dynamiken von toxischen Beziehungsstrukturen sorgen. Es ist keine Kür, sondern die oberste Pflicht von Pflegepersonen, zu erkennen, wenn Frauen und ihre Familien Hilfe und Unterstützung benötigen. Selbst dann, wenn die Frauen es selbst nicht erkennen können oder wollen.

## 8.1 Hintergründe und Entwicklung

Margaret H. Kearney absolvierte neben einem Bachelorstudium der Gesundheits- und Krankenpflege auch eines in Religion und Anthropologie. Neben Masterabschlüssen in der Pflegewissenschaft und Pflegepädagogik promovierte sie im Jahre 1993 in der Disziplin Pflegewissenschaft an der University of California San Francisco, USA. Die vorliegende Theorie entstand im Zuge ihrer Tätigkeit als außerordentliche Professorin an der School of Nursing am Boston College. Kearney gilt als Expertin für qualitative Forschungsmethoden. Eines ihrer zentralen Forschungsthemen bezieht sich auf schwangere Frauen und Frauengesundheit. Im Besonderen fokussiert sie sich dabei auf die diesbezüglichen sozialen Brennpunktthemen. Hier lässt sich auch diese theoretische Auseinandersetzung mit Frauen und Gewalterfahrung im häuslichen Umfeld einordnen (University of Rochester, 2021).

Kearney (2001) nutzte als Analysemethode die Grounded Formal Theory. Sie untersuchte nicht direkt das Feld und interviewte betroffene Frauen, sondern griff auf einschlägige, bereits publizierte qualitative Studien und Berichte zurück, welche sie zusammenfasste, um schließlich die vorliegende Theorie zu entwickeln. 13 größtenteils in Nordamerika im Zeitraum von 1984 bis 1999 publizierte Studien wurden eingeschlossen. Durch dieses Vorgehen konnte das Sample von Frauen mit Gewalterfahrungen auf 282 Betroffene erweitert werden. Die Altersspanne der Frauen lag bei 16 bis 67 Jahren. Die Frauen waren verheiratet, verlobt oder lebten in Lebensgemeinschaften. In Bezug auf die ethnische Zusammensetzung waren 45 % der Frauen Amerikanerinnen mit europäischen Vorfahren und 14 % amerikanische Frauen mit afrikanischen Vorfahren. 4 % der Frauen konnten der hispanischen Ethnie zugeordnet werden. Die restlichen Ethniengruppen ließen sich nicht genau trennen und wurden deshalb zusammengefasst. Gleichgeschlechtliche Partnerschaften oder Männer mit Gewalterfahrungen durch Frauen wurden als Zielgruppe nicht eingeschlossen.

Die Theorie ermöglicht es Pflegepersonen, Einsichten in die Erlebniswirklichkeit von Frauen mit Gewalterfahrung zu gewinnen. Dadurch sollen sie befähigt werden, die komplexen und manchmal nicht unmittelbar nachvollziehbaren Bewältigungsstrategien dieser Frauen besser zu verstehen. Auf den ersten Blick können bestimmte Verhaltensstrategien als passiv oder sehr defensiv missinterpretiert werden. Auf den zweiten Blick wird jedoch sichtbar, dass hinter einem irrationalen Verhaltensmuster ein sehr rationales Bewältigungsrepertoire stehen kann. In den nächsten Kapiteln sollen die Bestandteile der Theorie näher erläutert werden.

## 8.2 Aufbau und Bestandteile der Theorie

Kearney (2001) unterscheidet in ihrer Theorie zum Erleben von Frauen von häuslicher Gewalt vier Phasen, vom Beginn bis zum Ende der Gewalterfahrungen. Die erste Phase wird als *Das wollte ich so (This is what I wanted)* betitelt, die zweite Phase als *Je mehr ich mache, desto weniger bin ich (The more I do, the worse I am)*. In der dritten Phase mit dem Titel *Ich hatte genug (I had enough)* kommt es dazu, dass die Frauen zum Entschluss gelangen, es sei genug. In der vierten und letzten Phase *Ich fand mich immer mehr selbst (I was finding me)* geht es um das Zurückfinden in ein würdevolles Dasein als Frau und damit um die Beendigung des Gewaltexzesses für sich selbst und die Familie. Der in der Theorie beschriebene Prozess wird dann abgeschlossen, wenn es den Frauen gelingt sich aus der Gewaltspirale zu befreien.

Zunächst gilt es, den soziokulturellen Kontext und den zugrunde liegenden Prozess dieser Theorie, die *immerwährende Liebe (Enduring love)*, näher zu beleuchten, um dann auf die vier Phasen überzugehen.

### 8.2.1 Soziokultureller Kontext und das Problem von akzeptierter Gewalt gegen Frauen

Durch das soziokulturelle Umfeld kann die Gewalt gegen Frauen ignoriert, akzeptiert oder sogar gefördert werden. Die Frauen selbst, das Paar, die Herkunftsfamilien und die gesellschaftliche Community akzeptieren die Gewalt als ein normales oder legitimes Mittel zur Lösung von Konflikten. Das Ziel eines solchen sozialen Gefüges ist die Sicherstellung von Stabilität innerhalb der Familie und/oder der Community (Kearney, 2001).

Community meint in diesem Zusammenhang jenen Teil der Gesellschaft, in dem solche defensiven Verhaltensmuster akzeptiert werden. In manchen Regionen der Welt kann diese Community gleichbedeutend mit der Gesamtgesellschaft sein. Das trifft vor allem auf Gesellschaften zu, wo Frauenrechte durch die politischen Verhältnisse eingeschränkt oder unterdrückt werden.

Der soziokulturelle Kontext steht zudem in Verbindung mit einem sozialen Druck, welcher direkt oder indirekt auf den Frauen lastet. Er führt dazu, dass sie sich gezwungen fühlen, trotz der Gewaltgeschehnisse in den Beziehungen zu bleiben, bzw. dazu, dass sie daran gehindert werden auszubrechen (Kearney, 2001).

### 8.2.2 Zugrunde liegender Prozess – Immerwährende Liebe

Der Antrieb und die Motivation der Frauen, trotz wiederholter Gewalterlebnisse in der Partnerschaft zu bleiben, ist eine empfundene *immerwährende Liebe* zum Partner. Sie führt zu einem fortwährenden Prozess des Abwägens bzw. des Kampfes und gilt als das zentrale Phänomen der Theorie. Dabei wird die Gewalt anfangs als zeitlich begrenzt abgetan, als überstehbar angesehen oder als ein Akt der Selbstaufopferung missinterpretiert. Das *Immerwährende* in diesem Prozess ist eine tiefgreifende Bindung zum Partner, die als untrennbar angesehen wird. Es treibt die Frauen zu Handlungen an. Diese sind vor allem in der Anfangsphase der Beziehung darauf ausgerichtet, dass das soziale Umfeld keine Rückschlüsse auf die Gewaltvorfälle ziehen kann. Der Fokus der Strategien variiert und verändert sich über die Zeit. In fortgeschrittenen Stadien kann die Sicherstellung des Überlebens der Frau oder der gemeinsamen Kinder auch eine Strategie sein, indem das zentrale Phänomen des *Immerwährenden* so wirkt, dass es zu einer aktiven Distanzierung der Frau vom gewaltbereiten Partner kommt (Kearney, 2001).

Die *Liebe* in diesem Prozess ist als eine komplexe emotionale Bindung und Verpflichtung zur Partnerschaft und zur Familie als Einheit zu begreifen. Dabei muss zwischen einer Liebe zum Gewaltverursacher als Individuum und der daraus resultierenden Sehnsucht nach einer Beziehung oder Familienharmonie, wie sie einmal war bzw. wie sie sein hätte sollen, unterschieden werden. Über die Zeit kommt es zu einem Veränderungsprozess, wo die Frauen ihre Liebe weg vom gewaltbereiten Partner hin zu den gemeinsamen Kindern oder zu sich selbst lenken (Kearney, 2001).

## 8.3 Vier Phasen der immerwährenden Liebe in Beziehungen mit Gewaltcharakter

Verbindend für alle vier Phasen ist, wie im Vorkapitel dargelegt, das zentrale Phänomen der *immerwährenden Liebe*. Innerhalb der einzelnen Phasen definiert Kearney (2001) zunächst die zugrunde liegende Situation. Anschließend zeigt sie Strategien auf, mit denen die Frauen reagieren können. Außerdem leitet die Autorin in allen Phasen Konsequenzen ab. Alle Phasen sind in einen soziokulturellen Kontext eingebettet (siehe Abbildung 16).

### 8.3.1 Phase I: „Das wollte ich so"

In der ersten Phase bezieht sich Kearney (2001) auf die Anfänge der Gewalterfahrungen in Beziehungen. Die Partnerschaften werden primär eingegangen, um einerseits Erfüllung durch gegenseitige Liebe zu erleben, und andererseits auch, um kulturell bedingte Rollenerwartungen zu erfüllen. Eine stabile Partnerschaft und Familiengründung ist für die Frauen eines der wichtigsten und erstrebenswertesten Lebensziele. Es ist der Beginn der *immerwährenden Liebe*. Im Zuge dessen kommt es zu ersten verbalen und körperlichen Übergriffen durch den Partner, was jedoch relativiert oder teils negiert wird. Die Hoffnung, dass es noch besser wird oder dass es sich um eine Phase handelt, tröstet die Frauen über die Realität hinweg. Zudem beeinflusst sie der soziale Druck. Dabei wirkt dieser, je nach sozialer Herkunft, eher so auf die Frauen, dass sie in der Partnerschaft bleiben, als dass sie diese beenden. Als Begründung wird von den Frauen und ihren Familien vorgebracht, dass nur Prostituierte oder unattraktive Frauen nicht verheiratet seien. Ferner ist es über verschiedene soziale Schichten hinweg akzeptiert, dass die Frauen innerhalb der Beziehung Opfer bringen. Begleitet wird dieser Umstand durch die beginnende oder sich intensivierende emotionale, soziale und oft auch finanzielle Abhängigkeit vom Partner. Wenige Frauen können die Partnerschaft bereits nach den ersten Gewalterlebnissen beenden. Wenn sie es doch schaffen, sind sozialer Rückhalt sowie finanzielle Unabhängigkeit grundlegend.

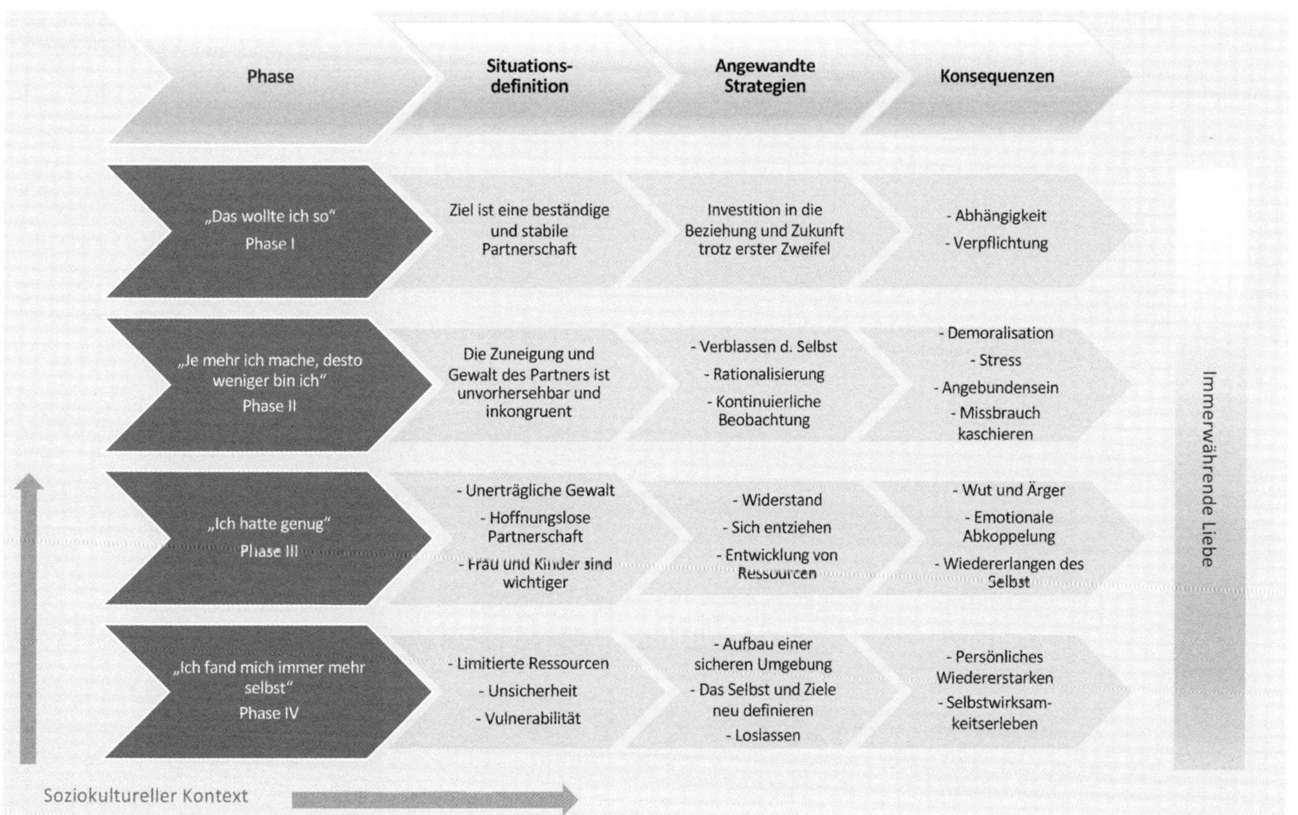


**Abb. 16:** Phase I bis IV des Phänomens der immerwährenden Liebe (Kearney, 2001)

### 8.3.2 Phase II: „Je mehr ich mache, desto weniger bin ich"

In der zweiten Phase werden nach Kearney (2001) die gewaltsamen Übergriffe zu einem regelmäßigen Bestandteil der Beziehung. Die Frauen machen die Erfahrung, dass sie die Gewalt mit Aufopferung und Anpassung nicht mehr kompensieren oder verhindern können. Die tätlichen Übergriffe der Männer und ihre Maßnahmen zur Wiedergutmachung stehen im Missverhältnis und wirken inkongruent auf die Frauen. Sie führen in weiterer Folge dazu, dass die Misshandlungssituationen immer unvorhersehbarer bzw. unvermeidbarer werden, da kein Muster aus dem Verhalten der Partner ableitbar ist. Die ökonomische Abhängigkeit oder das Vorhandensein von Kindern verschärfen die Gewaltsituation und lassen die Frauen hoffnungs- und hilflos zurück. Im Rahmen der Bewältigung dieser unkontrollierbaren Lebensumstände kommt es zu einem Verblassen ihres Selbst, um möglichst wenig Angriffsfläche für Konflikte zu bieten. Sie opfern zum Wohle der Partnerschaft und der Familie einst hochgeschätzte Lebensbereiche und ordnen ihre Bedürfnisse unter. Dazu zählen unter anderem Beruf, Bildung, Selbstpflege und äußeres Erscheinungsbild sowie der Kontakt zur Herkunftsfamilie. Die *immerwährende Liebe* führt in dieser Phase dazu, dass die Frauen den Ernst der Lage negieren, abtun oder intellektualisierend relativieren. Das Leben von Tag zu Tag hindert sie daran, eine adäquate Wenn-dann-Beziehung über die Gefährlichkeit ihrer Lebenssituation herzustellen, und lässt sie in einer gewissen Perspektivlosigkeit in Bezug auf das eigene Leben und die Lebensplanung zurück. Gleichzeitig beobachten sie mit geschärfter Achtsamkeit jegliche partnerschaftlichen oder innerfamiliären Geschehnisse, um einen sich anbahnenden Übergriff vorauszusehen. Diese Strategie zur Vermeidung jeglicher Provokation führt für diese Frauen zu einem kontinuierlichen Stresserleben. Die Erfahrungen und Geschehnisse in dieser Phase legen in weiterer Folge den Grundstein dafür, dass die Gewalt ein fixer Bestandteil in der Partnerschaft und im Familienleben wird. Weitere Konsequenzen sind zum einen die Demoralisation der Frauen, die zu Depressionen oder zu Substanzmittelabusus als Mittel zur Selbsttherapie führt. Zum anderen kommt es zu einer Immobilisierung und einem Angebundensein der Frauen, indem der Partner jegliche sozialen Kontakte kontrolliert und damit für soziale Isolation sorgt. Eine weitere Konsequenz ist das Abwägen der Vor- und Nachteile der Beziehung sowie deren Relativieren durch die Frauen – sie machen sich vor, dass es ohne die Partnerschaft schlechter um sie bestellt wäre, womit sie die Entscheidung, in der Partnerschaft zu bleiben, für sich selbst legitimieren. Neben der Demoralisation und dem Angebundensein kommt es zum Erleben eines sozialen Druckes. Dieser führt dazu, dass die Frauen einerseits Scham vor Außenstehenden empfinden, und treibt sie andererseits dazu an, Fähigkeiten und Fertigkeiten zu perfektionieren, um die Übergriffe und deren Folgen vor den Kindern, Nachbar*innen, den eigenen Eltern oder vor unbeteiligten Fremden zu kaschieren.

### 8.3.3 Phase III: „Ich hatte genug"

Mit der dritten Phase beschreibt Kearney (2001) einen Wendepunkt, an dem die betroffenen Frauen zur Einsicht gelangen, dass ihre Beziehung weit abseits der Normalität ist. Ein innerer Prozess des Hinterfragens beginnt und eine Neubewertung der Beziehungsrealität erfolgt. Dieser Vorgang wird von starken ambivalenten Gefühlen begleitet. Zwar verursacht der Verlust von sozialer Sicherheit und des Familienstatus einen tiefen emotionalen Schmerz, gleichzeitig gelangen Frauen aber zur Erkenntnis, dass die Selbsterhaltung wichtiger ist als die Selbstaufopferung. Die *immerwährende Liebe* wirkt in dieser Phase, wie bereits in den Vorphasen, nachteilig auf das Wohl der Frauen. Sie beginnen sich allerdings von diesem vermeintlichen Beziehungsoptimum immer weiter zu distanzieren. Dieser Prozess kann unterschiedlich lange dauern. Während manche Frauen allmählich zur Einsicht gelangen, werden andere durch immer bedrohlicher werdende Lebensumstände für sich oder ihre Kinder zu Handlungen gezwungen. Neben der Distanzierung vom Partner bauen die Frauen Ressourcen und Fähigkeiten auf, um sich auf ein neues, unabhängiges Leben vorzubereiten. Hierfür benötigen sie finanzielle Unabhängigkeit. Um diese zu erreichen, nehmen sie einen neuen Job oder eine Vollzeitbeschäftigung an. Zudem absolvieren sie Fort- und Weiterbildungen und erschaffen sich ein soziales Netzwerk außerhalb der Partnerschaft. Die Frauen erlangen allmählich ihr Selbstbewusstsein wieder. Der Veränderungsprozess wird durch ihre Wut und ihren Ärger immer weiter vorangetrieben. Dieser Vorgang muss aber nicht linear vonstattengehen, sondern kann auch schleifenhaft verlaufen. Im letzteren Fall haben die Partner die beginnenden Autonomiebestrebungen der Frauen erkannt. Aufgrund dessen halten sie Gewalt- und Missbrauchshandlungen zurück. Außerdem können sie das soziale Umfeld für sich instrumentalisieren, indem ihre Partnerinnen durch Freunde, die Familie oder Religionsautoritäten von den Vorzügen der Partnerschaft überzeugt werden. Wenn jedoch keine tiefgreifenden Verhaltensänderungen bei den Männern stattgefunden haben, ist der Rückfall in gewohnte Verhaltensmuster unvermeidbar. Dadurch werden die Frauen schlussendlich gezwungen, trotz des schleifenhaften Ablösungsprozesses die Trennung zu vollziehen. Diese komplexe Dynamik kann Jahre und Jahrzehnte andauern. Erst wenn ein tiefgreifender und nachhaltiger Entschluss gefasst wurde, können diese Frauen in die nächste und letzte Phase übertreten.

### 8.3.4 Phase IV: „Ich fand mich immer mehr selbst"

In dieser Phase nach Kearney (2001) gelingt es den Frauen, ein Leben außerhalb der Partnerschaft aufzubauen. Neue Herausforderungen und Schwierigkeiten führen zu Unsicherheit sowie Zweifel und verleiten die Frauen dazu, in verklärter Art und Weise in die Vergangenheit zurückzublicken. Die *immerwährende Liebe* wirkt für die Frauen wie eine schwache Glut aus vergangenen Tagen und spiegelt ihre Sehnsucht nach Familienglück und Beziehungsharmonie mit dem Ex-Partner wider. Je weiter sie sich jedoch im neuen Leben stabilisieren, desto geringer wird der Wunsch, in die Partnerschaft zurückzukehren. Ein Prozess des endgültigen Loslassens beginnt. Wenn der Ex-Partner das unwiederbringliche Beziehungsende realisiert, kann für die Frauen eine gefährliche Zeit anbrechen. Vergeltungs- und Rachegelüste der Männer können dazu führen, dass sie ihre Ex-Partnerinnen ermorden. Die Frauen sind daher angehalten, die eigenen Schutzbedürfnisse und jene der Kinder zu adressieren und gegebenenfalls frühzeitig Hilfe und Unterstützung einzufordern. Wichtig ist es außerdem, eine stabile und sichere Umgebung aufzubauen und ihre Lebensziele festzulegen. Gelingt das nicht, so besteht das Risiko, dass sie zum gewaltbereiten Ex-Partner zurückkehren. Der neue Lebensabschnitt erfordert von den Frauen einen umfassenden Entwicklungsprozess, welcher trotz der anhaltenden Trauer aufgrund der gescheiterten Beziehung voranschreiten muss. Neben dem neuen sozialen Netzwerk kann auch eine professionelle Unterstützung durch eine Psychotherapie für die Stabilisierung herangezogen werden.

## 8.4 Die Theorie der immerwährenden Liebe als theoretischer Rahmen

Im Rahmen dieses Kapitels sollen die Bedeutung dieser Theorie für die Lehre und Forschung dargelegt und mögliche Implikationen für die pflegerische Praxis abgeleitet werden.

### 8.4.1 Bedeutung für Lehre und Forschung

Die Theorie ist logisch, nachvollziehbar und erscheint in sich kongruent. Es bleiben aber dennoch „blinde Flecken", die durch weitere Forschung beleuchtet werden sollten. Dieser Umstand resultiert zunächst aus der Tatsache, dass es noch einen Bedarf an empirischer Überprüfung der Theorie gibt. Zudem gibt es einen Auf- und Nachholbedarf bei der Entwicklung von theoriebezogenen Assessmentinstrumenten zur Erhebung von Gewalterfahrungen durch Frauen. Gleichzeitig muss kritisch hinterfragt werden, wie notwendig die Entwicklung von einschlägigen auf dieser Theorie basierenden Assessmentinstrumenten ist bzw. wie diese in der unmittelbaren Anwendung im pflegerischen Praxisfeld akzeptiert würden. Ob eine Frau von Gewalterlebnissen betroffen sein könnte, stellt für Pflegepersonen ein subjektiviertes „Bauchgefühl" dar. Erst in Verdachtsmomenten beginnen sie die Lebensumstände der Frauen näher zu hinterfragen, somit würden umfassende Screeninginstrumente am Bedarf des pflegerischen Praxisfeldes vorbeizielen. Zudem ist die primäre Funktion dieser Theorie die Sensibilisierung von Pflegepersonen.

Einschlägige Assessmentinstrumente könnten erforderlich sein, vor allem wenn es darum geht, die Ausprägung und Intensität von Gewalterfahrungen zu objektivieren. Eine heikle Frage bei Praktiker*innen ist, ab wann eine professionelle Intervention legitimiert bzw. notwendig ist. Vor allem in den ersten beiden in dieser Theorie beschriebenen Phasen wären Assessmentinstrumente vorteilhaft. Zu diesen Zeitpunkten negieren Frauen die Gewalterlebnisse. Das Assessmentinstrument könnte deshalb einen praktischen Mehrwert in Form einer Entscheidungshilfe für die pflegerische Praxis darstellen.

Als einen weiteren Forschungsbedarf beschreibt Kearney (2001) kulturell bedingte Unterschiede, was das Erleben und Auftreten von Gewalt betrifft. Verantwortlich hierfür sind unterschiedliche kulturbezogene Rollenbilder von Frauen. Dadurch werden das Frausein und die Rolle in der Partnerschaft und der Familie nicht nur durch die Frauen selbst, sondern auch durch ihre Partner und die Community oder gegebenenfalls durch die Gesellschaft festgelegt.

Neben der kulturellen Herkunft gibt es bei der Wirkung des sozialen Kontextes Unterschiede. So weisen unter anderem Radford und Russell (1992) darauf hin, dass die soziale Herkunft einen wesentlichen Einfluss auf die Gewalt gegen Frauen hat. Zwar kann diese Gewaltform in allen Gesellschaftsschichten vorkommen, jedoch zeigt sich eine Häufung bei Frauen in prekären sozioökonomischen Lebenssituationen. Diesen Umstand gilt es unter Rückbezug auf diese Theorie mit zukünftiger Forschung zu untersuchen.

Ein weiterer Forschungsbedarf bezieht sich auf Frauen in gleichgeschlechtlichen Beziehungen. Kearney (2001) hat diese Frauen bei ihrer Theorieentwicklung ausgeschlossen. Frauen in gleichgeschlechtlichen Beziehungen und ihre potenziellen Erfahrungen mit Gewalt sollten für die Reichweite und Generalisierung dieser Theorie jedoch ebenso Berücksichtigung finden.

Im Zuge der Theorieweiterentwicklung schlägt Kearney (2001) außerdem vor, dass Risikofaktoren wie beispielsweise Depressionen, Substanzmittelabusus, Demoralisierung, Verblassen des Selbst und Angebundensein in Bezug auf Erfahrungen mit häuslicher Gewalt und die Herausbildung von nachteiligen Gesundheitsverhaltensstrategien weiter hinterfragt werden sollten.

Abschließend und zusammenfassend kann in Bezug auf den Forschungsbedarf festgestellt werden, dass Gewalt gegen Frauen ein komplexes und vielschichtiges sozialwissenschaftliches Thema ist. Daraus folgt auch, dass die Pflegewissenschaft als eine Humanwissenschaft nur Teilaspekte zu dessen umfassenderer Klärung beitragen kann. Zwar hat Kearney (2001) im Rahmen der Entwicklung ihrer Theorie Publikationen aus verschiedenen Disziplinen berücksichtigt, allerdings immer aus ihrem pflegewissenschaftlichen Blickwinkel heraus. Um sich der Erlebniswirklichkeit von Frauen mit Gewalterfahrungen weiter annähern zu können, sollte zukünftige Forschung transdisziplinär erfolgen. Aus diesem Ansatz heraus könnte die Theorie breiter elaboriert werden, was für eine größere Reichweite sorgen würde. Im Besonderen könnte dadurch ihr Status als eine Theorie mittlerer Reichweite gefestigt werden. Die Theorie ist zwar settingübergreifend einsetzbar, bezieht sich jedoch nur auf ein zentrales Phänomen. Zudem sind die Vorannahmen für die Theorie nicht klar ausformuliert.

Bezogen auf die Lehre kann festgehalten werden, dass die Theorie ein effektives Mittel sowohl für die strukturierte Wissensvermittlung als auch für die Sensibilisierung von Studierenden und Auszubildenden der Gesundheits- und Krankenpflegeberufe darstellt. Das kann für einschlägige Fort- und Weiterbildungen von im Praxisfeld tätigen Pflegepersonen genutzt werden. Für die didaktische Umsetzung bieten sich konstruktivistische sowie inhalts- und lerntheoretische Ansätze an. Die Wahl des passenden Ansatzes sollte einerseits danach erfolgen, wie tief in die Thematik eingetaucht werden soll, und andererseits danach, an wie viel Vorwissen in der Lerngruppe angeknüpft werden kann.

Zusammenfassend lässt sich bezogen auf die Lehre sagen, dass die Theorie als Basisliteratur für Qualifikationsarbeiten in pflege- und gesundheitswissenschaftlichen Studiengängen auf Bachelor- und Masterebene dienen kann

### 8.4.2 Anwendung in der Pflegepraxis

Eines der primären Ziele der Theorie der *immerwährenden Liebe* stellt nach Kearney (2001) die Sensibilisierung von Pflegepersonen im Praxisfeld dar. Sie sollen dadurch Einsichten in und Verständnis für die Lebenswirklichkeit von misshandelten Frauen erhalten. Dahingehende Fort- und Weiterbildungen könnten vor allem in pflegerischen Versorgungseinrichtungen stattfinden, wo Frauen nach Gewaltübergriffen um Hilfe und Unterstützung ansuchen. Diese Bereiche umfassen überwiegend die zentrale Notaufnahme, Unfallchirurgie oder Gynäkologie. Ebenso zählen pädiatrische Versorgungseinrichtungen dazu, da Kinder im somatischen, psychosomatischen oder psychiatrischen Sinne häufig Symptomträger für desolate oder gewaltbereite Familienverhältnisse sind. Außerdem ist die Theorie ein geeignetes Mittel für die Einschulung neuer Mitarbeiter*innen in den oben aufgezählten Bereichen.

Im Besonderen könnten die in Wiener Spitälern angesiedelten Opferschutzgruppen auf die Theorie der *immerwährenden Liebe* als theoretische Grundlage zurückgreifen. Diese Opferschutzgruppen sind seit 2009 im Wiener Krankenanstaltengesetz festgeschrieben. In allen größeren Krankenanstalten gibt es eigene Opferschutzgruppenteams, bestehend aus dort tätigen Mitarbeiter*innen unterschiedlicher Professionen. Die Opferschutzgruppen haben eine primäre, sekundäre und tertiäre Präventionsfunktion. Neben der Beratungstätigkeit für Betroffene und der Dokumentation von Missbrauch und Misshandlungen beraten sie auch Krankenhausmitarbeiter*innen, führen Fortbildungen und Sensibilisierungskampagnen für diese durch und erstellen Handlungsstandards beim Verdacht auf Missbrauch oder Misshandlung (MA 57, 2021). Die vorliegende Theorie könnte es diesen Mitarbeiter*innen ermöglichen, neben einem grundsatzphilosophischen Rahmen auch eine Struktur für die Auf- und Ablauforganisation ihrer Tätigkeit zu erhalten. Vor allem können sowohl die Fortbildungs- und Sensibilisierungsprogramme als auch jährliche Reporte nach dem Grundgerüst der Theorie aufgebaut werden.

Die Verwendung der vorliegenden Theorie zur Tätigkeitsrahmung von Opferschutzgruppen hat jedoch einen betont präventiven Charakter. Die Prävention hat aber einen ausschließlichen defizitären Ansatz, da sie sich auf identifizierte Risikofaktoren bezieht. Um die Theorie im Zusammenhang mit der Gesundheitsförderung zu nutzen, könnten Community Health Nurses oder auch School Health Nurses diese ebenso zur Rahmung ihrer Sensibilisierungskampagnen auf allgemeiner und gesellschaftlicher Ebene nutzen.

In Bezug auf die Pflegepraxis soll festgehalten werden, dass die Theorie ohne direkten Rückbezug auf den Pflegeprozess entwickelt wurde. Die in der Theorie thematisierten Bereiche, wie die gegenregulierenden Strategien oder Konsequenzen, könnten in die interventions- und ressourcenbezogene Pflegeplanung für die Frauen vorteilhaft miteinbezogen werden. Kearney (2001) empfiehlt in diesem Zusammenhang auch die Testung von diesbezüglichen Pflegeinterventionen, um das Risiko, dass die Frauen weiteren Schaden durch den Missbrauch nehmen, zu reduzieren.

## 8.5 Literaturverzeichnis

AÖF (2021). *Mutmaßliche Frauenmorde durch (Ex-)Partner oder Familienmitlglieder oder durch Personen mit Naheverhältnis zum Opfer 2021 laut Medienberichten.* https://www.aoef.at/images/04a_zahlen-und-daten/Frauenmorde_2021_Liste-AOEF.pdf (10.10.2022).

Kearney, M. H. (2001). Enduring love: A grounded formal theory of women's experience of domestic violence. *Research in Nursing & Health, 24*(4), 270–282.

MA 57. (2021). *Vernetzung der Wiener Opferschutzgruppen.* https://www.wien.gv.at/gesundheit/beratung-vorsorge/frauen/frauengesundheit/schwerpunkte/gewalt/vernetzung-opferschutzgruppen.html (03.10.2021).

Radford, J., & Russell, D. E. (1992). *Femicide: The politics of woman killing.* Twayne.

University of Rochester. (2021). *Margaret H. Kearney, PhD, RN, FAAN.* https://son.rochester.edu/faculty/detail/mkearney/ (26.09.2021).

# 9 Kolcaba (2001): Theorie zur Förderung des Wohlbefindens und Trosts

| | |
|---|---|
| **Autorin** | Katharine Kolcaba |
| **Erscheinungsjahr** | 2001 |
| **Land der Publikation** | Vereinigte Staaten von Amerika |
| **Zentrale Konzepte/ Bestandteile der Theorie** | Zentrales Phänomen: *Comfort*<br>*Comfort* beschreibt eine stärkende Erfahrung mit dem Erleben von Behaglichkeit und Erleichterung bis hin zu Transzendenz.<br>Zentrale Begrifflichkeiten:<br>→ Pflegebedarf: Zusammenspiel körperlicher Gesundheitseinbußen und daraus resultierender Bedarf an pflegerischer Unterstützung<br>→ Pflegeinterventionen: Wohlbefinden erhaltende und steigernde Maßnahmen<br>→ Beeinflussende Variablen: Alter, Gender usw.<br>→ Gesteigertes Wohlbefinden: Erleichterung, Ruhe, Loslösung von physischen Voraussetzungen usw.<br>→ Gesundheitsbewusstsein: Bewusstsein über Handlungen, die zu (Wieder-)Erlangung und Erhalt der Gesundheit führen |
| **Zielgruppe** | Personen, die verunsichernde und beängstigende Situationen erleben |
| **Setting** | Jedes Setting, in dem Betroffene einen Bedarf an Trost haben und sich in einer Situation nicht wohlfühlen<br>Wichtige Basis für eine gelingende interdisziplinäre Zusammenarbeit |

**Tab. 10:** Übersicht – Theorie zur Förderung des Wohlbefindens und Trosts (Kolcaba, 2001)

Die *Theory of Comfort* beschreibt das Wesen der traditionellen professionellen Gesundheits- und Krankenpflege als humanistisch, ganzheitlich und bedürfnisorientiert. *Comfort* bedeutet laut Kolcaba (1991, 2001), in Ausnahmesituationen, die mit Unsicherheit verbunden sind, Sicherheit und Halt zu empfinden. Das primäre Ziel der *Theory of Comfort* ist ein angenehmer, seelisch und körperlich entspannter Zustand, auch die Linderung, aber weniger die Heilung von Symptomen.

*„Comfort is the immediate experience of being strengthened by having needs for relief, ease, and transcendence addressed in four contexts – physical, psychospiritual, sociocultural, and environmental; it is much more than simply the absence of pain or other physical discomfort."* (Masters, 2015, p. 331) Comfort ist ein energiespendendes Erleben, wobei Bedürfnisse nach Linderung, Behaglichkeit und Transzendenz in vier Erlebensbereichen (physisch, psychospirituell, sozial und umgebungsbezogen) erfüllt werden (Kolcaba, 2001).

## 9.1 Hintergründe und Entwicklung

Katharine Kolcaba wurde 1944 in Cleveland, Ohio (USA), geboren. Sie graduierte nach dem Diplom für Gesundheits- und Krankenpflege 1965 im Jahr 1987 in einem speziellen Masterprogramm mit gerontologischem Schwerpunkt. Kolcaba befasste sich bereits während des Masterstudiums mit den Aspekten von Wohlbefinden/*Comfort*. Sie absolvierte das Doktorratsstudium und fokussierte über zehn weitere Jahre auf die Operationalisierung von *Comfort Care*. 1991 publizierte sie eine Analyse des Begriffs *Comfort*. 1994 kontextualisierte sie die Theorie mittlerer Reichweite. 1999 folgte eine deduktive Theorieprüfung anhand einer Interventionsstudie. 2003 publizierte Kolcaba die Theorie als Monografie: *Comfort Theory and Practice*. Zahlreiche ihrer Werke und Assessmentinstrumente veröffentlicht sie auf der Website https://www.thecomfortline.com/ (Zugriff: März 2022). Sie lehrt und forscht in ihrer Position als Professorin für Gesundheits- und Krankenpflege an der Universität Akron/Ohio (Masters, 2015; Smith & Parker, 2015).

Die von Kolcaba (1994, 2001) entwickelte Theorie basiert auf den folgenden theoretischen Vorannahmen:

→ Menschen reagieren auf komplexe Stimuli.

→ *Comfort* ist ein wünschenswertes, holistisches Ergebnismaß.

→ Menschliche Wesen bemühen sich um ihre Grundbedürfnisse im Rahmen des Erlebens von *Comfort*.

→ *Comfort* ist mehr als Schmerzfreiheit, Angstfreiheit oder das Fehlen körperlicher Symptome.

→ Gelebtes Empowerment von Pflegepersonen führt zu größerer Zufriedenheit bei zu Pflegenden im Rahmen professioneller Pflege.

Kolcaba ist überzeugt, dass *Comfort Care* in jedem Setting und bei allen zu Pflegenden anwendbar ist, wenn Pflegepersonen die drei Arten von *Comfort* sowie die vier Erlebensbereiche in ihre Handlungen inkludieren.

| Erlebnisbereiche | Arten von Comfort |
|---|---|
| physischer | Linderung |
| psychospiritueller | Behaglichkeit |
| umgebungsbezogener | Transzendenz |
| soziokultureller | |

**Tab. 11:** Arten und Erlebnisbereiche von *Comfort*

Kolcaba versteht *Comfort* als Prozess und als Ergebnis spezifischer *Comfort*-Maßnahmen gleichermaßen. Das Bedürfnis nach *Comfort* besteht bei Personen, die beängstigende und verunsichernde Situationen erleben. Ein verbesserter *Comfort* steht in direktem und positivem Zusammenhang mit gesundheitsorientierten und gesundheitsförderlichen Verhaltensweisen (Kolcaba, 2001).

Professionelle Pflege ist eng verbunden mit dem Erleben von Behaglichkeit und Trost. Bereits in *Notes on Nursing* (Nightingale, 1860) findet sich die Begrifflichkeit und Beschreibung von *Comfort*. Ganzheitliche Pflegeinterventionen und Beratungsinhalte stellen eine angenehme Umgebung für Erkrankte und ihre An- und Zugehörigen her (Peterson & Bredow, 2020).

Kolcaba (2001) entwickelte die *Theory of Comfort* aus einer Notwendigkeit heraus, welche sie im Langezeitsetting mit demenziell Erkrankten festgestellt hatte. Eine ausgedehnte Übersichtsarbeit zu pflegewissenschaftlicher und bezugswissenschaftlicher Literatur sicherte das Fundament. Zwei weitere Jahre der Analyse brachten den Impuls zur Operationalisierung des Begriffes.

Kolcaba entwickelte den Begriff *Comfort* von den Theoretikerinnen Ida J. Orlando (1961), Virginia Henderson (1978), Josephine Paterson und Loretta Zderad (1975) im Sinne von Linderung (Orlando), Ruhe/Behaglichkeit (Henderson) und Transzendenz (Paterson & Zderad) weiter. Sie suchte eine theoretische Grundlage, welche *Comfort* (a) als ein Ergebnis der patient*innenzentrierten Gesundheitsversorgung und (b) als ganzheitlichen Zustand sowie (c) die Aspekte von *Comfort* in Wechselbeziehung erfasst. Ebenso nahmen Überlegungen von Benner (1984) Einfluss auf spezifische *Comfort*-Maßnahmen.

Kolcaba zeigte die Beziehung zwischen einer förderlichen Umgebung und dem Bewältigungsvermögen und Sicherheitserleben der Betroffenen auf, indem sie erkannte, dass ein therapeutisches Milieu benötigt wird, um den Bedürfnissen der zu Pflegenden gerecht werden zu können (siehe Abbildung 17).

Demnach ist *Comfort* eine Bedingung bzw. eine Grundvoraussetzung für einen angenehmen Erlebenszustand. Die Kunst des Pflegens ist es, *Comfort* bei den zu Pflegenden zu bewirken. Kolcaba konzeptualisierte den Begriff *Optimalfunktion* als Fähigkeit der Betroffenen, aktiv am Alltagsgeschehen teilzunehmen.

Die *Theory of Comfort* wurde im Setting demenziell Erkrankter entwickelt. Somit wurde sie aus der professionellen Pflegepraxis heraus entwickelt. Kolcaba hat die induktiv geschaffene Theorie anhand des *General Comfort Questionnaire* wiederholt deduktiv getestet (Kolcaba, 2001).

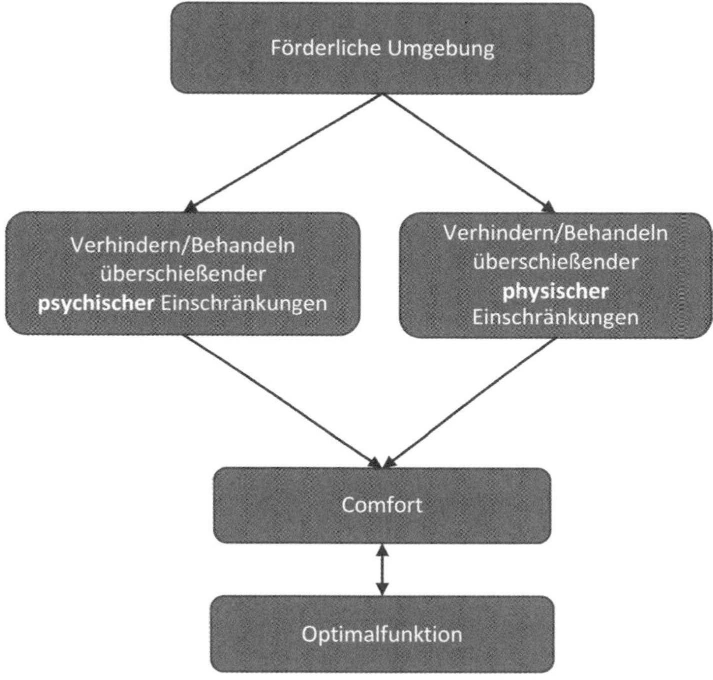


**Abb. 17:** Pflegebezugsrahmen (Kolcaba, 2014)

## 9.2 Aufbau und Bestandteile der Theorie

*Comfort* fordert Handlungen und Äußerungen von Pflegeprofessionist*innen. Sie sollen das Erleben von *Comfort* in einem dynamischen, positiven Prozess unterstützen. *Comfort* wird als energiespendend gewertet und mit Patient*innen-Outcomes in Verbindung gebracht. Das Erleben von *Comfort* ist kontextbezogen. Das Gefühl von *Comfort* kann von Pflegeprofessionist*innen im Rahmen des Pflegeprozesses mit Assessmenttools erfasst und ganzheitliche Interventionen können abgleitet werden (Kolcaba, 2014).

Der strukturelle Bezugsrahmen von *Comfort Care* fordert das Erfassen der Bedürfnisse der Betroffenen, eine ganzheitliche Betrachtung, das Setzen geeigneter Interventionen und das In-Beziehung-Setzen mit Outcome-Kriterien.

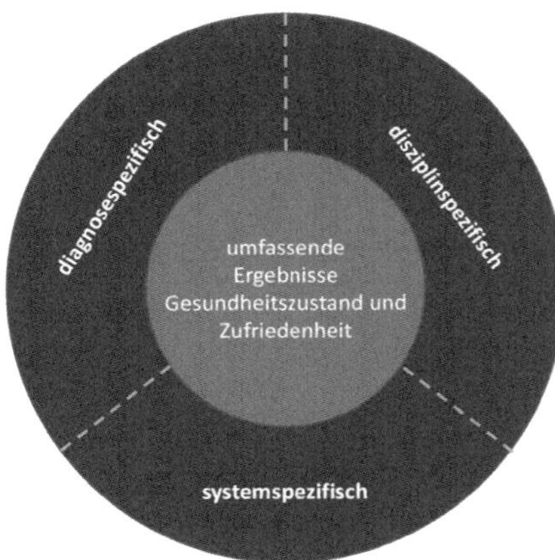


***Comfort***

Das Erleben von *Comfort* ist eine **energiespendende Erfahrung,** Bedürfnisse nach Linderung, Behaglichkeit und Transzendenz stellen das Fundament von *Comfort* dar. Kolcaba ist überzeugt, dass *Comfort Care* in jedem Setting und bei allen zu Pflegenden anwendbar ist (Kolcaba, 2001, 1997).

**Pflegerische Interventionen**

Kolcaba fasst pflegerische Handlungen zusammen, welche die *Comfort*-Bedürfnisse der zu Pflegenden erfüllen bzw. zur Linderung von Symptomen beitragen:

(a) psychischer, (b) psychospiritueller, (c) umgebungsbezogener und (d) soziokultureller *Comfort*.

**Best Practices**
**Best Policies**

**Arten von Comfort**
Linderung
Behaglichkeit
Transzendenz

**Beeinflussende Variablen**

... sind jene Kräfte, welche sich auf die Wahrnehmung von *Comfort* der Pflegeempfänger*innen auswirken. Sie bestehen aus der **Gesamtheit** von Lebenserfahrungen, Alter, emotionaler Verfassung, Unterstützungssystemen, Bildung, Einstellungen, Prognose usw.

Abb. 18: Übersicht über die wichtigsten Begrifflichkeiten (Kolcaba, 2014)

Kolcaba (2014, 2001) geht davon aus, dass zu Pflegende aktiver und selbstbestimmter im Pflegeprozess agieren können, wenn sie das Gefühl von Trost erleben. Das fordert von professionell Pflegenden den Einsatz gezielter Pflegeinterventionen. Kolcaba erfasst drei Arten von *Comfort*-Maßnahmen: (a) technische Interventionen, (b) psychosoziale Unterstützung und (c) Maßnahmen für *Comfort* für die Seele. Ad (a): *Technische Comfort-Maßnahmen* sind Interventionen zur Aufrechterhaltung von Funktionen des Körpers, das Überwachen der Vitalzeichen sowie unter anderem das Verabreichen von Medikamenten. Ad (b): Interventionen zur *psychosozialen Unterstützung* haben das Ziel, Hoffnung und Zuversicht zu vermitteln und Wohlbefinden wiederherzustellen. Für die Wirksamkeit dieser Interventionen ist eine zeitliche Abstimmung sowie eine Berücksichtigung der persönlichen Bereitschaft und der individuellen Bedürfnisse der zu Pflegenden entscheidend. Ad (c): Die Pflegeinterventionen *Comfort für die Seele* umfassen die Bestärkung der zu Pflegenden. Eine empathische Beziehung zwischen den zu Pflegenden und den Pflegepersonen sowie eine angenehme Umgebung stellen das Fundament dar. Pflegepersonen prüfen die Umgebung auf mögliche Störvariablen und lösen diese auf, um *Comfort Care* leisten zu können.

Die ganzheitliche Perspektive (Tabelle 12) von Kolcaba (1991) zeigt die Kombination von drei mal vier Faktoren: (1) Linderung/Leichtigkeit/Erleichterung, (2) Behaglichkeit und (3) Transzendenz im Kontext von (a) psychischem, (b) psychospirituellem, (c) umgebungsbezogenem und (d) soziokulturellem *Comfort*. Das ergibt eine Struktur von 12 möglichen Feldern (Smith & Parker, 2015; Kolcaba, 2001).

| Kontext | Comfort-Arten | | |
|---|---|---|---|
| | Linderung | Behaglichkeit | Transzendenz |
| Physischer Comfort | | | |
| Psychospiritueller Comfort | | | |
| Umgebungsbezogener Comfort | | | |
| Soziokultureller Comfort | | | |

Tab. 12: Taxonomie-Struktur von *Comfort*, Kolcaba (1991)

Durch das Einbeziehen der drei *Comfort*-Arten (Linderung, Behaglichkeit und Transzendenz) sowie der vier Erlebensbereiche (physischer, psychischer, umgebungsbezogener und soziokultureller *Comfort*) ist es professionell Pflegenden möglich, *Comfort Care* zu leisten. Die Struktur wird für eine holistische und spezifische Anpassung an diverse Settings verwendet.

## 9.3 Konzeptionalisierung

Nach Kolcaba (2014) wird *Comfort* als Konzept und diagnostischer Begriff beschrieben sowie als Ergebnismaß und Intervention angewandt. *Comfort* beschreibt ein Erleben des Getröstet- und Gestärktseins.

Die *Theory of Comfort* gründet auf einem Zusammenwirken von sechs Konzepten (siehe Abbildung 19): (1) Menschen in belastenden Situationen haben physische, psychospirituelle, soziokulturelle und umgebungsbezogene Bedürfnisse. (2) Die *Interventionen* professionell Pflegender bestehen in der direkten Ausübung von *Comfort Care* und wirken auf die Bedürfnisse der zu pflegenden Personen ein. (3) *Beeinflussende Variablen* nehmen Einfluss auf das Ergebnis/den Outcome der Pflegesequenzen. In diesem Sinne nimmt unter anderem einerseits die Anzahl der verfügbaren Pflegepersonen und anderseits deren Ausbildung in Form des Skill-Grade-Mix direkten Einfluss. (4) *Erhöhter Comfort der zu Pflegenden* stellt einen Zustand der Leichtigkeit und des inneren Friedens dar, bedeutet aber auch die Verringerung von Schmerzen und Unwohlsein (Kolcaba, 2001). *„The theory is that, through relating to one another, the nurse and patient can experience well-being, and at times, more-being."* (Kocaba, 1991, p. 238) (5) *Gesundheitsorientiertes/Gesundheitsförderndes Verhalten* zeigt sich in Handlungen und Verhaltensweisen der zu Pflegenden und führt zur Wiedergewinnung von Gesundheit. (6) Die *institutionelle Integrität* dient als wesentlicher Faktor und Rahmen für *Comfort Care*. Sie beinhaltet die gewinnbringenden Kooperationen von Gemeinden, Schulen, Krankenhäusern und Ländern. Diese Integrität ist gekennzeichnet durch eine ehrliche, ehrenwerte Haltung, verfolgt ethische Richtlinien und leistet einen wertvollen Beitrag zu einer gelingenden Pflegepraxis (Kolcaba, 2001).

## 9.4 Die Theorie zur Förderung des Wohlbefindens und Trosts als theoretischer Rahmen

Vorteil dieser Theorie mittlerer Reichweite ist, dass sie konkret und praxisnahe genug ist, um gemessen und getestet werden zu können, aber weniger abstrakt als globale Theorien (Kolcaba, 2001).

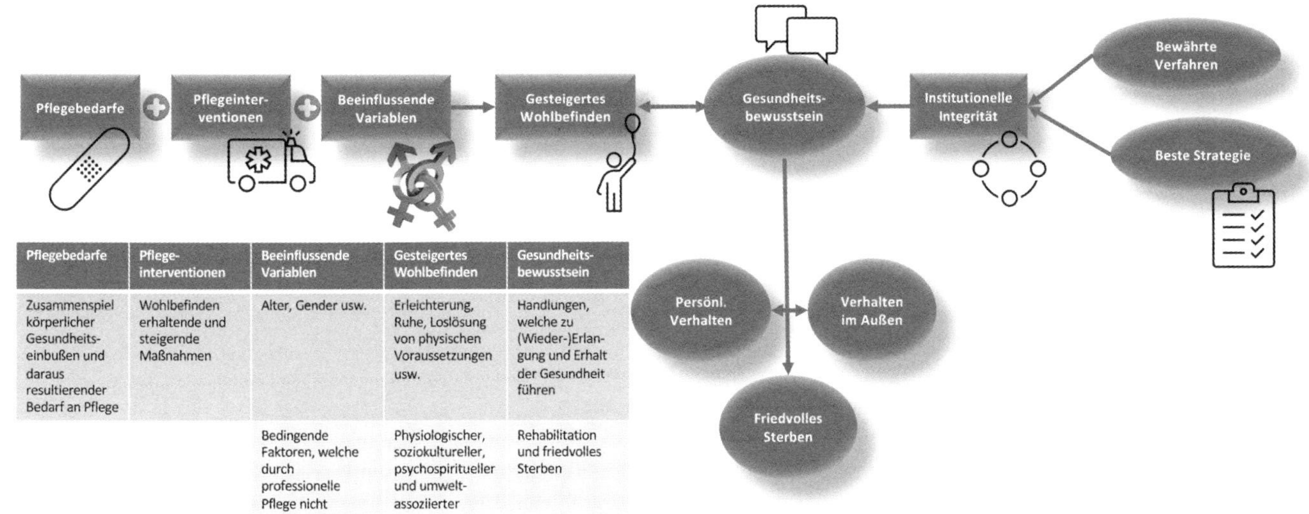


| Pflegebedarfe | Pflege-interventionen | Beeinflussende Variablen | Gesteigertes Wohlbefinden | Gesundheits-bewusstsein |
|---|---|---|---|---|
| Zusammenspiel körperlicher Gesundheits-einbußen und daraus resultierender Bedarf an Pflege | Wohlbefinden erhaltende und steigernde Maßnahmen | Alter, Gender usw. | Erleichterung, Ruhe, Loslösung von physischen Voraussetzungen usw. | Handlungen, welche zu (Wieder-)Erlangung und Erhalt der Gesundheit führen |
| | | Bedingende Faktoren, welche durch professionelle Pflege nicht beeinflussbar sind | Physiologischer, soziokultureller, psychospiritueller und umwelt-assoziierter Kontext | Rehabilitation und friedvolles Sterben |

Abb. 19: Konzeptionelle Zusammenhänge der Theorie zur Förderung des Wohlbefindens und Trosts (Kolcaba, 2001)

### 9.4.1 Bedeutung für Lehre und Forschung

Anhand von Fawcetts Metaparadigma von Pflegetheorien definiert Kolcaba vier Aspekte:

(a) Pflegerisches Handeln: Das Assessment von *Comfort*-Bedürfnissen von Patient*innen, Familien oder Gemeinschaften dient als Voraussetzung für das Planen von *Comfort*-bezogenen Maßnahmen und deren Implementierung. Die Bewertung und Neubewertung kann durch intuitive, subjektive und objektive Methoden erfolgen.

(b) Person: Kolcaba erkennt die zu Pflegenden als Individuen, als Familie oder als Gemeinschaft mit Bedürfnissen.

(c) Umgebung: Die Personen selbst, die Gemeinschaft und die Familie beeinflussen *Comfort* und können das Erleben von Behaglichkeit erhöhen.

(d) Gesundheit: Kolcaba erfasst Gesundheit als optimales Funktionieren von Patient*innen, Gesundheitsprofessionist*innen, Familien und Gemeinschaften durch erhöhten *Comfort* (Masters, 2015; Kolcaba, 2001; Kolcaba, 2014).

Zukünftig kann *Comfort* als Ergebnismaß in Forschungsprojekte einbezogen werden. Die Bedeutung von *Comfort* im professionellen pflegerischen Setting ist aufzuzeigen, damit *Comfort Care* eine Anforderung für Best Practice wird (Kolcaba, 2001).

Die *Theory of Comfort* kann zukünftig in pflegewissenschaftlichen Studien vermehrt auf die Wirkung von *Comfort*-förderlichen Interventionen deduktiv überprüft werden und dient auch als pflegetheoretischer Bezugsrahmen.

### 9.4.2 Anwendung in der Pflegepraxis

Durch die *Theory of Comfort* wir einerseits deutlich, welche Wirkung professionelles Handeln im Rahmen der pflegerischen Kernkompetenz haben kann. Andererseits nehmen diverse Parameter Einfluss auf tatsächliche und/oder potenzielle Defizite und wirken sich als Trigger/Auslöser negativ auf das Erleben von *Comfort* aus.

Seit 2006 findet sich *Comfort* als gesundheitsfördernde Pflegediagnose „Readiness for enhanced comfort – Bereitschaft für ein verbessertes Wohlbefinden/verbesserten Comfort" sowie seit 2008 als problemfokussierte Pflegediagnose „Impaired Comfort – Beeinträchtigtes Wohlbefinden/Beeinträchtigter Comfort" in der NANDA-Klassifikation (Kolcaba, 2014).

Die Definition der Pflegediagnose „Bereitschaft für verbesserten Comfort" lautet: *„Ein Muster der Ruhe, der Entlastung und Transzendenz in physischen, psychospirituellen, umgebungsbezogenen und/oder sozialen Dimensionen, welches gestärkt werden kann."* (NANDA International, 2022, Domäne 12 Comfort, Klasse 1 Physischer Comfort, 00183) Kolcaba (2014) geht davon aus, dass zu Pflegende, welche *Comfort* erleben, mit hoher Wahrscheinlichkeit auf gesundheitsförderliche Verhaltensweisen achten.

*„Wahrgenommener Mangel an Ruhe, Entlastung und Transzendenz in physischen, psychospirituellen, umgebungsbezogenen, kulturellen und sozialen Dimensionen"* definiert die Pflegediagnose „Beeinträchtigter Comfort" (NANDA International, 2022, Domäne 12 Comfort, Klasse 1 Physischer Comfort, 00214).

Die Erfassung von Pflege-Outcomes ist ein wesentlicher Beitrag zur Qualitätssicherung im Rahmen der Gesundheitsversorgung der Betroffenen.

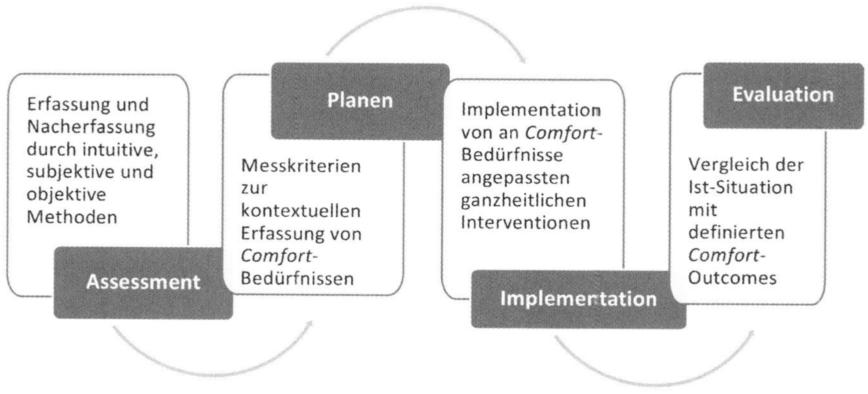


**Abb. 20:** Der Pflegeprozess in Verbindung mit der Theorie zur Förderung des Wohlbefindens und Trosts

Abbildung 21 zeigt im äußeren Kreis drei Arten von Zwischenergebnissen: (1) diagnosespezifische, (2) disziplinspezifische und (3) systemspezifische Ergebnisse (Kolcaba, 2014). *Comfort* wird dem disziplinspezifischen Ergebnis zugeordnet. Das Ergebnismaß erfasst die Effektivität pflegerischer Leistungen und spiegelt die Pflegepraxis durch pflegerische Interventionen und Standards. Dieses Zwischenergebnis beeinflusst weiter das Ergebnis des Gesundheitserlebens und der Zufriedenheit von Patient*innen.

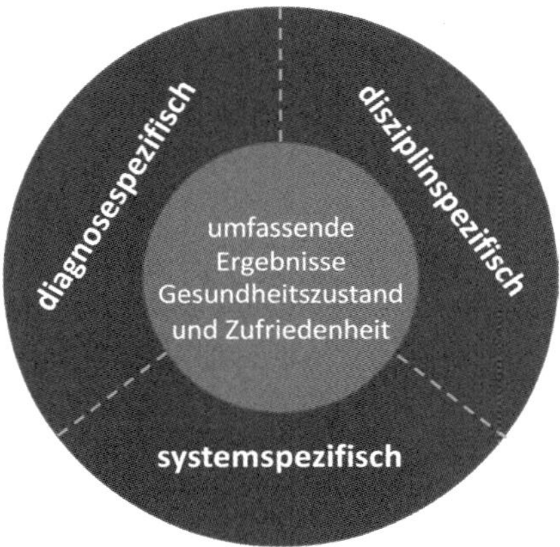


**Abb. 21:** Ergebniskategorien (Kolcaba, 2014)

Klinische Strategieplanungen benötigen systematische Daten durch Pflegedokumentationen. Festzuhalten ist dabei, dass klinische Informationssysteme für eine ganzheitliche Darstellung effizienter professioneller Gesundheits- und Krankenpflege oft nicht ausreichend sind. Für eine Weiterentwicklung des Praxisfeldes der professionellen Pflege wird es umso wichtiger sein, die Wirksamkeit der Pflege aufzuzeigen. Kolcaba (2001) ist der Meinung, dass die Pflegeoutcome-Klassifikation (Nursing Outcome Classification, NOC) die vielversprechendste Klassifikation positiver Ergebnismaße ist.

Kolcaba (2014) hält fest, dass für das Erleben von Behaglichkeit und Trost sowie für das Gelingen des Gesamtprozesses die Dokumentation von Aktivitäten der professionell Pflegenden von großer Bedeutung ist. Sie merkt außerdem an, dass eine aktive therapeutische *Comfort Care* immer ein Assessment aller *Comfort*-Bedürfnisse, die gezielte Planung geeigneter Interventionen sowie die Evaluierung der Effektivität voraussetzt.

## 9.5 Literaturverzeichnis

Benner, P. (1984). From novice to expert. *American Journal of Nursing 82*(39), 402–407.

Fitzpatrick, J., & Whall, A. (2004). *Conceptual models of nursing: Analysis and application.* Prentice Hall.

Henderson, V. (1978). The concept of nursing. *Journal of Advanced Nursing 3*(2), 113–130.

Kolcaba, K. Y. (1991). A Taxonomic Structure for the Concept Comfort. *Journal of Nursing Scholarship* 23(4), 237–240.

Kolcaba, K. Y. (1994). Theory of holistic comfort for nursing. *Journal of Advanced Nursing 19*, 1178–1184.

Kolcaba, K. Y. (2001). Evolution of the Mid Range Theory of comfort for Outcomes Research. *Nursing Outlook, 49*, 96–92.

Kolcaba, K. Y. (2014). *Pflegekonzept Comfort. Theorie und Praxis der Förderung von Wohlbefinden, Trost und Entspannung in der Pflege.* Hans Huber.

Masters, K. (2015). *Nursing theories: a framework for professional practice* (2nd ed.). Jones & Bartlett Learning.

NANDA International (2022). *NANDA-I-Pflegediagnosen: Definitonen und Klassifikation* 2021–2023. Recom.

Nightingale, F. (1860). *Notes on Nursing. What it is and what it is not.* Harrison.

Orlando, I. J. (1961). *The dynamic nurse patient relationship. Function, process and principles.* Putnam's Sons. National League.

Orlando, I. J. (1989). Independent and dependent paths. The fundamental issue for the nursing profession. *Nursing & Health 2*(2), 77–80.

Paterson, J. & Zderad, L. (1975). *Humanistic nursing.* National League for Nursing.

Peterson, S. J., & Bredow, T. S. (2020). *Middle Range Theories, Application to Nursing Research and Practice* (5th ed.). Wolters Kluwer.

Smith, M. C., & Parker, M. E. (2015). *Nursing Theories and Nursing Practice* (4th ed.). Davis.

# 10 Lenz, Suppe, Gift, Pugh & Milligan (1995): Theorie unangenehmer Symptome

| | |
|---|---|
| **Autor*innen** | Elizabeth R. Lenz, Frederik Suppe, Andrey G. Gift, Linda C. Pugh und Renee Milligan |
| **Erscheinungsjahr** | 1995 |
| **Land der Publikation** | Vereinigte Staaten von Amerika |
| **Zentrale Konzepte/ Bestandteile der Theorie** | Drei Hauptkomponenten:<br>1. Die individuell erlebten Symptome der Betroffenen<br>2. Die Faktoren, welche die Art des Symptomerlebens hervorrufen bzw. beeinflussen<br>3. Die aus dem Symptomerleben resultierenden Konsequenzen für die Betroffenen<br>Beeinflussende Faktoren:<br>1. Physische Faktoren<br>2. Psychische Faktoren<br>3. Situationsspezifische Faktoren<br>Symptome variieren in:<br>Intensität, Qualität und Leidensdruck/Disstress |
| **Zielgruppe** | Erkrankte mit Symptomen im Rahmen einer multidimensionalen Wahrnehmung durch Pflegeprofessionist*innen |
| **Setting** | Settingunabhängiger Einsatz |

Tab. 13: Übersicht – Theorie unangenehmer Symptome (Lenz et al., 1995)

Lenz, Suppe, Gift, Pugh und Milligan forschten empirisch zu Phänomenen und Symptomen wie Dyspnoe und Fatigue sowie zu Fatigue im peripartalen Setting. Die Entwicklung der Theorie unangenehmer Symptome (Theory of

Unpleasant Symptoms, TOUS) ist als Bezugsrahmen pflegewissenschaftlicher Forschung und für die direkte Anwendung durch Pflegeprofessionist*innen gedacht. Sie wurde erstmals 1995 publiziert, dann überarbeitet und 1997 adaptiert veröffentlicht. In dieser Theorie wird jedes Symptom als multidimensionale Erfahrung begriffen, welche konzeptualisiert und gemessen werden kann (Peterson & Bredow, 2020; Lenz et al., 1995; Lenz et al., 1997).

Die Theorie unangenehmer Symptome ist ein umfassendes praxisnahes und internationales Wissensgerüst für zahlreiche Zielgruppen der Pflegeforschung und für die Umsetzung mit evidenzbasierten Interventionen in diversen Settings der direkten Pflegepraxis. Die Theorie gründet auf klinischen Beobachtungen und daraus resultierender klinischer Pflegeforschung (Peterson & Bredow, 2020).

Grundlegende und miteinander in Verbindung stehende Bestandteile sind Symptome (bzw. ein Symptom) und das Symptomerleben. Physische, psychische und situationsspezifische Faktoren beeinflussen das Symptomerleben der Betroffenen.

## 10.1 Hintergründe und Entwicklung

Lenz, Gift, Pugh und Milligan arbeiteten im Rahmen von zahlreichen empirischen Studien und theoretischen Schriftstücken zusammen. Aufgrund der geografischen Nähe und der inhaltlichen Übereinstimmung wurde ihre wissenschaftliche Arbeit maßgeblich von dem Philosophen Frederick Suppe beeinflusst. Suppe entwickelte gemeinsam mit den vier Pflegeforscher*innen die Theorie unangenehmer Symptome (Smith & Liehr, 2018).

Lenz et al. (1995) sehen in Theorien mittlerer Reichweite zwei Möglichkeiten: einerseits pflegewissenschaftliche Forschung zu rahmen und andererseits die Theorien in Pflegesequenzen zu integrieren. Die Theorien stellen die Verbindung von theoretischem Wissen und Pflegepraxis her, indem sie abstrakt genug sind, um komplexe Situationen zu erfassen, aber konkret genug für eine gezielte Anwendung. Ziel war es, sich nicht nur auf ein Phänomen bzw. Symptom zu konzentrieren, sondern die Auswirkungen einer Kombination verschiedener Symptome und Phänomene darzustellen.

Die Theorie unangenehmer Symptome wurde entwickelt, um die Kernkompetenz von Pflegeprofessionist*innen bei nicht-medikamentösen Interventionen durch das (Er-)Kennen von Symptomgruppen zu unterstützen. Lenz et al. (1995) erfassen die Anforderung in der Begleitung erkrankter Menschen, einer theoriebasierten Pflegepraxis. Pflegewissenschaftlich fundierte Pflegeinterventionen stellen die professionelle Pflege sicher (Lenz et al., 1995; Lenz et al., 1997).

Die Autor*innen begannen mit Analysen und Synthesengenerierungen auf konzeptueller Ebene; durch weitere Verdichtungen und inhaltliche Reduktion entstand die Theorie mittlerer Reichweite (siehe Abbildung 22).

Die Theorie der unangenehmen Symptome zeigt die Multidimensionalität und die Beziehungen von Symptomen auf. Die Entwicklung eines Symptoms setzt die Interaktion zwischen vorausgehenden Phänomenen voraus, welche physiologischer, psychologischer und situationsbedingter Natur sein können (siehe auch Abbildung 24).

Der Entstehungsprozess der Theorie mittlerer Reichweite gründet auf der Darstellung der zwei Konzepte Dyspnoe und Fatigue. Die einzeln erkannten und benannten Phänomene bringen in Kombination einen komplexeren konzeptionellen Zusammenschluss. Pugh und Milligan fusionierten ihre Erkenntnisse zu einer gemeinsamen Beschreibung von Fatigue im Rahmen des Geburtsvorgangs (Lenz et al., 1998). Darüber hinaus führte der Zusammenschluss der Erkenntnisse aus Forschungen einerseits zu Dyspnoe und andererseits zu Fatigue durch Gift und Pugh (Lenz et al., 1998) zu einer komplexeren konzeptuellen Ebene. Die Konzeptualisierung ist ein wichtiger Bestandteil der Generalisierbarkeit der Aussagen (siehe Abbildung 22).

Der Theorieentwicklungsprozess umfasste zuerst die Entwicklung von zwei Konzepten. Die konzeptübergreifende Synthese führte zur Erweiterung auf Theorieebene. Die ersten Schritte in der Entwicklung von fundiertem Verständnis bestanden darin, das Dyspnoe-Konzept durch umfangreiche praxisbasierte Beobachtungen mit der Literatur zu verbinden. Die Bearbeitung der Literatur zur Dyspnoe ergab zusammenfassend fünf Komponenten: (1) die Empfindung (Stimulierung der Rezeptoren und Nervenübertragung an den Kortex), (2) die Wahrnehmung (die kognitive Interpretation der Dyspnoe),

(3) den Disstress (als psychologische Komponente), (4) die Reaktion/Antwort (Bewältigung der Dyspnoe/Coping) und (5) Äußerungen der Betroffenen (zahlreiche Faktoren, mit welchen eine Person die Beeinträchtigung der Atmung beschreibt). In der Folge wurden Begrifflichkeiten verändert, um die Identifizierung von Interventionen zu erleichtern: (ad 1) Die Empfindung wurde in die *physiologische Komponente* umbenannt, (ad 2) die Wahrnehmung in die *kognitive Komponente*, (ad 3) der Disstress in die *psychologische Komponente* und (ad 4 und ad 5) die Reaktion und Äußerungen (Berichterstattung) wurden in die *soziale Komponente* umbenannt. Diese Komponenten könnten als Domänen des Konzeptes angesehen werden. Variable Dimensionen der Dyspnoe wurden identifiziert, darunter ihre Dauer, ihre Intensität sowie der Grad der erlebten Belastung und ihre Qualität (Lenz et al., 1995; Lenz et al., 1997).

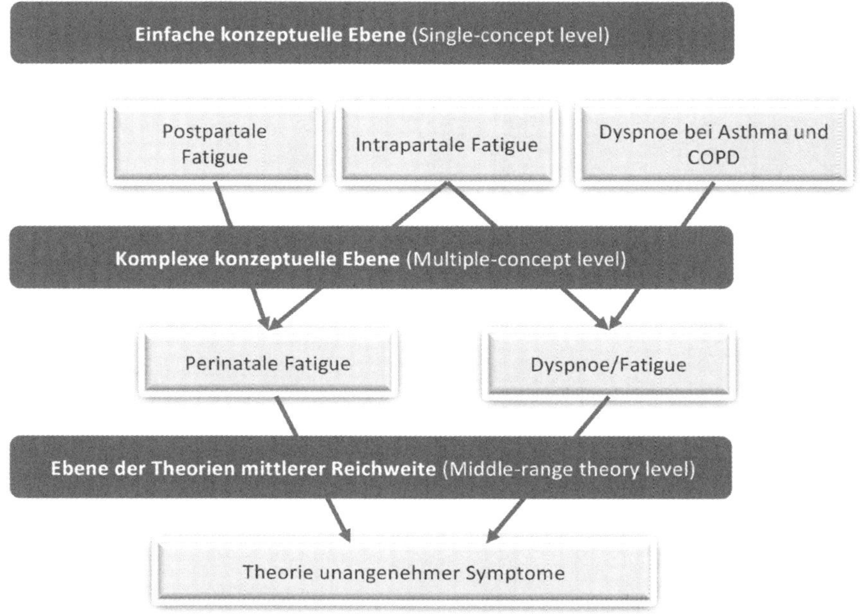


**Abb. 22:** Überblick über den Entwicklungsprozess der Theorie unangenehmer Symptome (Lenz et al., 1995)

In einem weiteren Schritt der Theorientwicklung wurden Ähnlichkeiten und Abgrenzungen zwischen den Konzepten Dysnoe und Fatigue erhoben.

## 10.2 Aufbau und Bestandteile der Theorie

Die beiden konzeptuellen Bearbeitungen zu Dyspnoe und Fatigue sowie zu Fatigue im peripartalen Setting stellen das Rahmengerüst der Theorie unangenehmer Symptome dar.

**Qualität**
**Dauer**
**Distress**
**Intensität**

**Unangenehme Symptome**

Unangenehme Symptome sind subjektive Indikatoren des Krankheits- bzw. Gesundheitserlebens. Sie basieren auf wahrgenommenen Veränderungen einer erwarteten Funktionsweise des menschlichen Körpers, welche im Allgemeinen als unangenehm empfunden werden.

**Drei Hauptkomponenten**

1. Die individuell erlebten Symptome der Betroffenen
2. Die Faktoren, welche die Art des Symptomerlebens hervorrufen bzw. beeinflussen
3. Die aus dem Symptomerleben resultierenden Konsequenzen für die Betroffenen

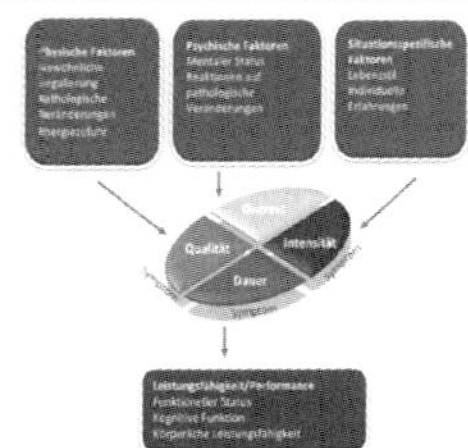

**Leistungs-fähigkeit**

Beinflussende Faktoren:
(1) Physische Faktoren
(2) Psychische Faktoren
(3) Situationsspezifische Faktoren

Symptome variieren in:
Dauer, Intensität, Qualität und Leidensdruck/Disstress

**Abb. 23:** Zentrale Aussagen der Theorie unangenehmer Symptome

Drei Kategorien von Faktoren beeinflussen die Ausprägung unangenehmer Symptome: (1) *physische Faktoren,* (2) *psychische Faktoren* und (3) *situationsspezifische Faktoren.* Innerhalb jeder Kategorie ist mehr als ein Symptom verortet. Jedes Symptom kann in *Dauer, Intensität, Qualität* und *Leidensdruck/Disstress* variieren.

Abbildung 24 stellt die Grundstruktur der Theorie unangenehmer Symptome dar.

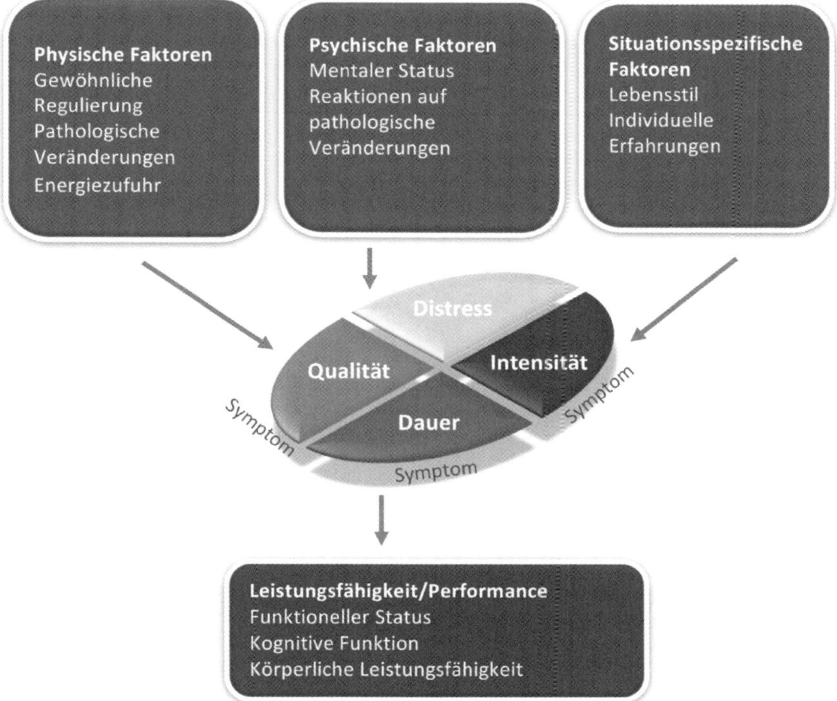


**Abb. 24:** Grundstruktur Theorie unangenehmer Symptome (Lenz et al., 1995)

Lenz et al. (1995, 1997) gehen davon aus, dass das Ausmaß und die Art der erlebten Symptome die *Leistungsfähigkeit* der Betroffenen beeinträchtigen. Hierzu zählen auch der funktionelle Status, kognitive Funktionen und die körperliche Leistungsfähigkeit.

## 10.3 Allgemeines zur Theorie unangenehmer Symptome

Die *Theory of Unpleasant Symptoms* geht von einer Erfahrung aus, welche entweder aus mehreren zusammen auftretenden Symptomen im Sinne eines Symptomclusters oder aus einem einzelnen Symptom besteht.

Die Theorie unangenehmer Symptome umfasst drei Hauptkomponenten: (1) die individuell erlebten Symptome, (2) die Einflussfaktoren und (3) die aus dem Symptomerleben resultierenden Konsequenzen für die Betroffenen (Lenz et al., 1995; Lenz et al., 1997; Gomes et al., 2019; Myers, 2009).

**Ad 1) Individuell erlebte Symptome**

Das individuelle Erleben der Symptome ist zentraler Bestanteil der Theorie. Die Symptome werden als Indikatoren für das Fehlen gesunder körperlicher Funktionen wahrgenommen. Jedes Symptom ist multidimensional und kann einzeln oder in Kombination mit anderen Symptomen erfasst und gemessen werden. Die Symptome können sich in Dauer, Intensität, Qualität und Leidensdruck unterscheiden.

**Ad 2) Beeinflussende Faktoren**

Der Rahmen der beeinflussenden Faktoren dient dazu, zu erfassen, dass physiologische Erkrankungen zu psychologischen Symptomen führen und somit direkten Einfluss auf das Symptomerleben nehmen können. Das Symptomerleben steht in direkter Beziehung mit der Ausprägung und Intensität der Symptome. Es ist eine individuelle Wahrnehmung. Ein Symptom in einer bestimmten Ausprägung kann von einer Person als äußerst störend empfunden werden, während es für andere Personen weniger unangenehm sein kann. Drei Kategorien von beeinflussenden Faktoren sind hierbei auszumachen: (1) physische, (2) psychische und (3) situationsspezifische Faktoren.

**Ad 3) Konsequenzen des Symptomerlebens**

Die Ausprägung des Symptomerlebens und die damit einhergehende psychische Beeinträchtigung wirken sich auf die körperliche Leistungsfähigkeit aus. Die Leistung der Betroffenen findet Ausdruck in funktionellen und kognitiven Aktivitäten. Der Begriff der funktionellen Aktivitäten ist weit gefasst und inkludiert Aktivitäten des täglichen Lebens, gesellschaftliche Aktivitäten sowie Interaktionen und Aktivitäten zur Erfüllung von Rollen. Zu den psychischen Aktivitäten zählen zum Beispiel Konzentrationsvermögen, Gedächtnis, Merkleistung und Problemlösungskompetenz (Lenz et al., 1995; Lenz et al., 1997; Gomes et al., 2019; Myers, 2009).

Die primäre Version der Theorie unangenehmer Symptome beschreibt eine unidirektionale Beziehung zwischen den drei Kategorien von Einflussfaktoren und dem Symptomerleben der Betroffenen. Die adaptierte Version der Theorie berücksichtigt, dass diese Beziehungen wechselseitig sein können (siehe Abbildung 25) (Lenz et al., 1995; Lenz et al., 1997). „*The update model also posits, that decreased levels of performance can have a feedback loop to the influential factors, with a negative impact on physiological and psychological states and situational conditions.*" (Lenz et al., 1995, p. 20)

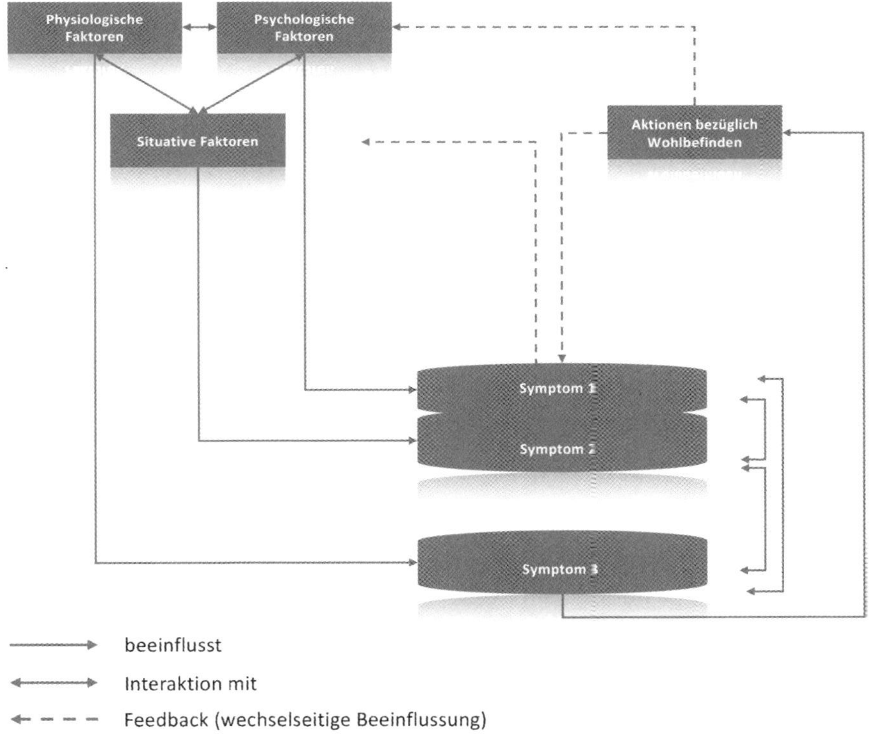


**Abb. 25:** Zusammenhänge der Theorie unangenehmer Symptome (Lenz et al., 1995; Lenz et al., 1997)

In Tabelle 14 werden die wichtigsten Begriffe der Theorie und ihre Definitionen zusammengefasst:

| Hauptbegrifflichkeit | Definition |
|---|---|
| Physiologische Faktoren | Sind jene Symptome, anhand derer die Erkrankung identifiziert werden kann. Sie stehen in direkter Beziehung zum Symptomerleben. |
| Psychologische Faktoren | Sind jene Faktoren, welche die mentale Gesundheit und individuelle Stimmung der Betroffenen, die affektive Reaktion auf die Erkrankung und das Wissen über Symptome sowie die Einschätzung ihrer Bedeutung beeinflussen. |
| Situationsspezifische Faktoren | Inkludieren soziale Aspekte und die physische Umgebung der Betroffenen, welche Einfluss auf das Symptomerleben nehmen. Sie werden von den Betroffen erfasst und beschrieben. |
| Leistung/Performance | Die erbrachte Leistung bzw. Performance besteht aus den Folgen/Auswirkungen des Symptomerlebens. Sie umfasst funktionale und kognitive Aspekte. |
| Leidensdruck | Bezieht sich auf das Ausmaß des Unbehagens der betroffenen Person in Bezug auf das/die Symptom(e). |
| Dauer | Die Dauer und die Häufigkeit beeinflussen maßgeblich das Symptomerleben. Sie können für sich stehen oder in Kombination dargestellt werden. |
| Qualität | Der Begriff der Qualität meint die Veränderung der Symptome bzw. die Art und Weise, wie sie sich manifestieren. Die Qualität ist ein beschreibendes Merkmal zur Unterscheidung der Erkrankungen und ein Aspekt zur Beschreibung des Symptomerlebens. |
| Intensität | Beschreibt die Stärke der Ausprägung des Symptoms bzw. der Symptome. Die Intensität ist quantifizierbar und ist die am meisten verwendete und diskutierte Dimension klinischer Assessments und pflegewissenschaftlicher Forschung. |
| Unangenehme Symptome | Sind subjektive Indikatoren des Krankheitserlebens. Sie basieren auf wahrgenommenen Veränderungen einer erwarteten Funktionsweise des menschlichen Körpers, welche im Allgemeinen als unangenehm empfunden werden. |

Tab. 14: Zusammenfassung der Hauptbegrifflichkeiten (Lenz et al., 1995, Lenz et al., 1997)

## 10.4 Die Theorie unangenehmer Symptome als theoretischer Rahmen

Die *Theory of Unpleasant Symptoms* wurde als theoretischer Rahmen für zahlreiche pflegewissenschaftliche Studien mit Fokus auf dem Erleben von Symptomen im Zusammenhang mit einer Reihe von Erkrankungen verwendet, wie zum Beispiel: onkologische Erkrankungen, Erkrankungen des rheumatischen Formenkreises, chronisch-obstruktive Lungenerkrankung (COPD), Leberzirrhose, Herz- und Gefäßerkrankungen, Transplantationen und Parkinson. Ebenso wird die Theorie bereits in der pflegewissenschaftlichen Forschung im peripartalen Setting und zu häuslicher, partnerschaftlicher Gewalt an Frauen eingesetzt. Außerdem kann die Theorie einen theoretischen Rahmen zur Erfassung des Erlebens von Stressbelastungssituation gesunder An- und Zugehöriger von hospitalisierten Kindern darstellen. Die Theorie als theoretischer Hintergrund schafft das Potenzial, die Interaktion beeinflussender Faktoren darzustellen. Das Vorhandensein einer physiologischen Erkrankung (Ursache der Symptome) kann eine psychologische Reaktion auslösen, welche das Symptomerleben verstärkt (Peterson & Bredow, 2020; Myers, 2009; Lenz et al., 1997).

### 10.4.1 Bedeutung für Lehre und Forschung

Die Stärke von Symptomen wird durch die Faktoren (a) *Intensität,* (b) *Dauer* und (c) *Disstress* gemessen. Diese drei Faktoren wiederum werden maßgeblich von der persönlichen Bewertung des Leidensdruckes, der Interpretation des Geschehens und der Qualität des Erlebens beeinflusst. Die Qualität des Erlebens ist durch deduktive Messkriterien schwer zu erfassen, da einzelne Symptome im Erleben ineinandergreifen und die Einschätzung der Betroffenen durch zahlreiche weitere Faktoren beeinflusst wird. Das hat zur Folge, dass die Operationalisierung und die gesicherte Messung erschwert werden. Die *Theory of Unpleasant Symptoms* gründet auf den Zusammenschluss einzelner Phänomene zu komplexeren konzeptuellen Symptomen. Das Wissen um diese konzeptionellen Symptomgruppen stellt eine Basis zur Weiterentwicklung dar. Mit dem Fokus der pflegewissenschaftlichen Theorieweiterentwicklung sind für Pflegeprofessionist*innen das Symptommanagement und eine evidenzbasierte Strategieentwicklung von Bedeutung (Lenz et al., 1997; Lenz et al., 1995; Peterson & Bredow, 2020; Myers, 2009).

### 10.4.2 Anwendung in der Pflegepraxis

Peterson und Bredow (2020) erfassen die Theorie unangenehmer Symptome einerseits als Bezugsrahmen pflegewissenschaftlicher Forschung, andererseits als Grundlage des Assessments von Symptomen und weiterführender Entscheidungsfindung.

Die *Theory of Unpleasant Symptoms* zeigt die Bedeutung professioneller Pflege auf, die komplexe Zusammenhänge von Symptomen erkennt, erfasst und in einem gelingenden Pflegeprozess berücksichtigt. Die professionelle Pflegeperson kann durch Anleitung und Lehre ihre professionelle Rolle gestalten sowie evidenzbasierte Pflegeinterventionen implementieren, welche die Betroffenen aktiv einbinden. Sie kann zum Beispiel das Selbstmonitoring der Betroffenen anleiten und dem Symptomerleben somit Ausdruck verleihen. Zahlreiche Studien zeigen die Effektivität von Schulungsprogrammen und Pflegeinterventionen auf, welche vom Bezugsrahmen der Theorie unangenehmer Symptome ihren Ausgang nehmen (Peterson & Bredow, 2020; Lenz et al., 1995; Lenz et al., 1997).

*„In an increasing number of clinical outcome studies as well as practice settings, diagnoses and interventions are being classified using the taxonomy developed by the North American Nursing Diagnosis Association (NANDA International) and the University of Iowa's Nursing Interventions Classification (NIC).“* (Lenz et al., 1995, p. 21) Lenz et al. (1995) halten fest, dass der Einsatz von Pflegediagnosen im direkten Pflegepraxisfeld den Vorteil bietet, dass der Fokus auf die Wahrnehmung von Symptomen gelegt werden kann, weisen jedoch darauf hin, dass der Einsatz der Pflegediagnosen dazu führt, dass Zusammenhänge minimiert werden. NANDA International (2022) listet Fatigue zum Beispiel mit der Definition: *„Ein überwältigendes, anhaltendes Gefühl der Erschöpfung und eine verminderte Fähigkeit, physische und geistige Arbeit auf gewohntem Niveau zu leisten.“* (Domäne 4,

Klasse 3, 00093) Die Forderung an Pflegeprofessionist*innen lautet, das Symptom oder mehrere Symptome nicht isoliert, sondern als multidimensionales Geschehen wahrzunehmen.

Das Eingebettetsein der Pflegediagnosen in Theorien wie zum Beispiel die Theorie der unangenehmen Symptome ist für eine evidenzbasierte Pflegepraxis von Bedeutung (Lenz et al., 1995). „*Middle range theories that are relevant to nursing practice are the direction for nursing's future knowledge development efforts. They are not esoteric; they are understandable and useful. These theories are best developed not in an ivory tower, but by clinically knowledgeable and involved researchers working collaboratively.*" (Lenz et al., 1997, p. 12)

## 10.5 Literaturverzeichnis

Fawcett, J. (1993). *Analysis and evaluation of nursing theories.* F. A. Davis.

Gomes, G. L. L., Oliveira, F. M. R. L., Fernandes Barbosa, K. T. F., Medeiros, A. C. T, Fernandes, M. G. M., & Nóbegra, M. M. L. (2019). Theory of unpleasant symptoms: A critical Analysis. *Texto & Contexto Enfermagem,* 28: e20170222.

Lenz, E. R., Pugh, L. C., Milligan, R. A., Gift, A., & Suppe, F. (1997). The Middle-Range Theory of Unpleasant Symptoms: An Update. *Advances in Nursing Science 19*(7), 14–27.

Lenz, E. R., Suppe, F., Gift, A. G., Pugh, L. C., & Milligan, R. A. (1995). Collaborative development of middle-range nursing theories: Toward a theory of unpleasant symptoms. *Advances in Nursing Science 17*(3), 1–13.

Myers, J. S. (2009). A Comparison of the Theory of Unpleasant Symptoms and the Conceptual Model of Chemotherapy-Related Changes in Cognitive Function. *Oncology Nursing Forum 36*(1), E1–E10.

NANDA International (2022). *NANDA-I-Pflegediagnosen: Definitionen und Klassifikation 2021–2023.* Recom.

Peterson, S. J., & Bredow, T. S. (2020). *Middle Range Theories, Application to Nursing Research and Practice* (3rd ed). Wolters Kluwer.

# 11 McCormack & McCance (2017): Personenzentrierte Pflegepraxis

| | |
|---|---|
| **Autor*innen** | Brendan McCormack und Tanya McCance |
| **Erscheinungsjahr** | 2017 |
| **Land der Publikation** | Vereinigtes Königreich |
| **Zentrale Konzepte/ Bestandteile der Theorie** | Person-centred Practice Framework<br>4 Dimensionen (in einen Makrokontext eingebettet):<br>→ Dimension 1: Personenbezogene Voraussetzungen<br>→ Dimension 2: Beeinflussende Umweltfaktoren<br>→ Dimension 3: Personenzentrierte Prozesse<br>→ Dimension 4: Personenzentrierte Outcomes |
| **Zielgruppe** | Menschen aller Altersgruppen |
| **Setting** | Settingunabhängiger Einsatz |

Tab. 15: Übersicht – Personenzentrierte Pflegepraxis (McCormack & McCance, 2017a)

Traditionelle Gesundheits- und Sozialeinrichtungen orientieren sich an einem biomedizinisch defizitären Paradigma, das Gesundheit und Wohlbefinden mit dem Fehlen von Krankheit gleichsetzt. Die zunehmende Komplexität von Gesundheitsbedürfnissen, wie zum Beispiel infolge lebenslanger chronischer Erkrankungen oder zunehmender gesellschaftlicher Überalterung, führt aber dazu, dass die Gesundheitsversorgung neu gedacht werden muss.

Phelan et al. (2020) führen an, dass die ausschließliche Priorisierung von Effizienz unzureichend ist, um für eine nachhaltige gesellschaftliche Gesundheitsversorgung zu sorgen. Ebenso stellt die World Health Organization

(2015) in diesem Zusammenhang fest, dass die Pflege- und Gesundheitsbedürfnisse von modernen Gesellschaften durch eine Personen- und Bevölkerungszentrierung ganzheitlicher adressiert werden könnten.

Um diesem Anspruch nachzukommen, entwickelte das britische Forschungsteam Brandan McCormack und Tanya McCance (2017a) über mehrere Jahre hinweg eine Theorie mittlerer Reichweite, das *Person-centred Practice Framework*. Dieses stellt ein normatives Wertesystem dar und ermöglicht, dass Personenzentrierung systemisch auf individueller, Team- und organisationaler Ebene fix verankert wird. Das beinhaltet beispielsweise die Ebene von Gesundheitssystemen, Krankenhäusern oder Stationsteams wie auch die unmittelbare Versorgungsebene zwischen Pflegeperson und betreutem Menschen.

Durch diese Eigenschaften stellt die Personenzentrierung einen Best-Practice-Ansatz dar, um settingunabhängig eine partizipative und ganzheitliche Pflege zu ermöglichen.

## 11.1 Hintergründe und Entwicklung

Brandan McCormack ist der Vorsteher des Departments für Pflegewissenschaft an der Queen Margaret University in Schottland. Er beschäftigte sich über 22 Jahre mit Personenzentrierung und der Forschung dazu. Tanya McCance ist Professorin für Pflegewissenschaft an der University of Ulster in Nordirland. Ihr Schwerpunkt liegt auf partizipativer Forschung. Diesen methodologischen Ansatz bringt sie auch in die Forschung zur Personenzentrierung ein (McCormack, McCance, Bulley et al., 2021).

Das *Person-centred Practice Framework* ist die Zusammenführung zweier unabhängiger Dissertationen. In der ersten Dissertation wurde von McCormack das Phänomen Autonomie von älteren Menschen in Akutkrankenhäusern durch qualitative Forschung untersucht. Im Zuge dessen hat er einen konzeptionellen Rahmen zur personenzentrierten Pflege und Betreuung von älteren Menschen entwickelt. In der zweiten Dissertation widmete sich McCance der Frage, wie Patient*innen die professionelle Pflege in Krankenhäusern erleben. Diese Frage beleuchtete sie nach dem phänomenologischen Forschungsansatz von Heidegger. In diesem Zusammenhang publizierte sie ihre konzeptionellen Überlegungen zur Pflegepraxis in Akutkrankenhäusern (Dewing, McCormack & McCance, 2021).

McCormack und McCance stellten im Rahmen ihrer Forschung fest, dass zwischen ihren Bereichen Synergien bestehen. Das zeigte sich im Besonderen darin, dass sie einen identischen philosophischen Zugang zum Forschungsgegenstand hatten. Daher war es naheliegend, die beiden von ihnen entwickelten konzeptionellen Rahmen zu vereinigen. Diese Zusammenführung war die Ursprungspublikation des *Person-centred Nursing Framework* aus dem Jahr 2010, welche in ihrem Abstraktionsniveau den Theorien mittlerer Reichweite zuzuordnen ist. Durch ihre Weiterentwicklung zum *Person-centred Practice Framework* im Jahr 2017 wurde die Reichweite und Anwendbarkeit der Theorie durch die Berücksichtigung anderer Professionen im Gesundheitswesen sowie durch die Ergänzung eines Makrokontextes erweitert. Aufgrund dieses Vorgehens erlebte die Theorie, zumindest in Teilen, eine Aufwertung zu einem konzeptionellen Modell (Dewing, McCormack & McCance, 2021).

Bevor das Framework und seine Bestandteile vorgestellt werden, gilt es zunächst die zugrunde liegenden Prinzipien und Werte zu analysieren, um die ethisch-philosophischen Eckpfeiler der Theorie zu erörtern.

## 11.2 Aufbau und Bestandteile der Theorie

Neben den der Theorie zugrunde liegenden Prinzipien und Werten soll in diesem Kapitel das Sein als reflektierte Person hinterfragt werden, um damit die Grundvoraussetzungen für eine personenzentrierte Pflegepraxis zu schaffen.

### 11.2.1 Zugrunde liegende Prinzipien und Werte

Der Theorie und allen sie definierenden Aspekten liegt das konzeptionelle Verständnis des Personseins zugrunde. Es bildet den Mittelpunkt der Personenzentrierung. Grundlegend hierfür sind die Arbeiten von Carl Rogers mit seinem humanistisch-personenzentrierten Menschenbild sowie die auf die

Pflegewissenschaft bezogene Weiterentwicklung durch Tom Kitwood (McCormack, McCance & Martin, 2021).

McCormack und McCance (2017b) unterscheiden vier Kernmodi des Seins. Damit eine personenzentrierte Pflege erfolgen kann, muss die oder der Pflegende das eigene Sein als Person reflektieren und, davon abgeleitet, die Definitionskriterien für das eigene Personsein festlegen. Damit kann in weiterer Folge die professionelle Pflegebeziehung analysierend reflektiert werden, mit dem Ziel, eine personenzentrierte Pflegepraxis zu ermöglichen. Die folgende Abbildung zeigt die vier Kernmodi des Seins auf.

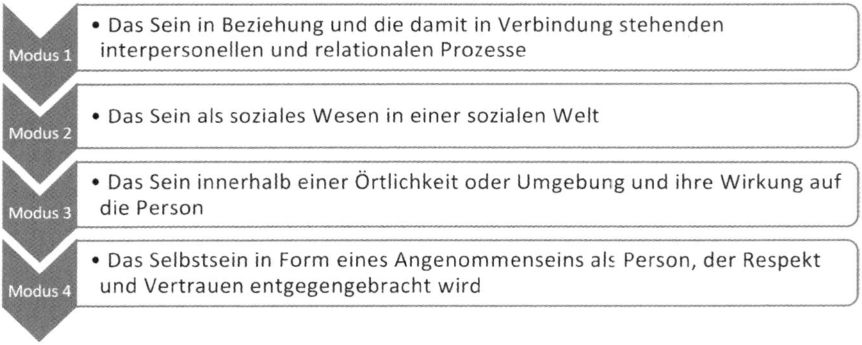

Modus 1
- Das Sein in Beziehung und die damit in Verbindung stehenden interpersonellen und relationalen Prozesse

Modus 2
- Das Sein als soziales Wesen in einer sozialen Welt

Modus 3
- Das Sein innerhalb einer Örtlichkeit oder Umgebung und ihre Wirkung auf die Person

Modus 4
- Das Selbstsein in Form eines Angenommenseins als Person, der Respekt und Vertrauen entgegengebracht wird

**Abb. 26:** Vier Kernmodi des Seins nach McCormack & McCance (2017a)

Des Weiteren gilt es, sieben grundlegende Werte zu berücksichtigen, die den Unterpfad für eine Personenzentrierung bilden. Die folgende Tabelle soll diese Werte abbilden und ihre Bedeutung für die Praxis erläutern.

| Zugrunde liegender Wert | Bedeutung für die Praxis |
|---|---|
| Respekt für das Sein als Person | Der Respekt für die persönlichen Werte eines Menschen |
| Authentischsein | Das Echtsein als Person ist entscheidend, damit Pflegebeziehungen eingegangen werden können. |
| Teilung von Autonomie | Die Bildung von vertrauensvollen Pflegebeziehungen, die durch ein Teilen von Wissen und Information gekennzeichnet sind und Autonomieübertragung zulassen |

| | |
|---|---|
| Bereitschaft, eine Person achtsam und respektvoll in den gesamten Pflege- und Betreuungsprozess zu integrieren | Das Einbringen von Fähigkeiten, Fertigkeiten und Erfahrungen einer Person, um einerseits Wohlbefinden zu steigern und andererseits die aktive Gestaltung der Zukunft zu ermöglichen |
| Gegenseitiger Respekt und Verständnis füreinander | Gestalten einer interaktiven Pflegebeziehung, die zu mehr Unabhängigkeit führt und im Pflege- und Betreuungsprozess unterstützend wirkt |
| Therapeutische Wirkung von Pflege als Caring | Caring als die zentrale pflegetherapeutische Maßnahme zur Verbesserung des pflegebezogenen Outcomes durch das besondere Betreuungsband zwischen Pflegeperson und versorgtem Menschen |
| Verpflichtung zur Heilsamkeit im Zuge der Versorgungsprozesse und der daraus resultierenden pflegerischen Versorgung | Positiver Lebensstil, der alle Dimensionen des Seins berücksichtigt |

Tab. 16: Zugrunde liegende Werte einer Personenzentrierung und die Bedeutung für die Praxis nach McCormack, McCance & Martin (2021)

### 11.2.2 Das Sein als reflektierte Person

Ein Unterscheidungsmerkmal zwischen Menschen und Tieren ist, dass nur Menschen – soweit aktuell bekannt – über eine moralische Rahmenschrift bzw. einen moralischen Kodex verfügen. Dieser Kodex wirkt von innen als Einstellungen, Werte, Wünsche, Gefühle oder Motivationen sowie von außen als soziale Strukturen, Prozesse und Kulturen. Außerdem stellt er ein zentrales Definitionskriterium des Seins als Person dar (McCormack, McCance & Dewing, 2021).

Neben diesem Kodex verfügt der Mensch zudem über die Fähigkeit der Introspektion. Sie ist eine Innenschau auf das eigene Verhalten und Erleben. Indem sich der Mensch analysierend und wertend in Bezug auf das Selbst reflektiert, gelangt er zu einer Form der Selbsterkenntnis (Gerrig & Zimbardo, 2016). Das daraus abgeleitete Handeln und Verhalten steht im Einklang mit dem moralischen Kodex. Dabei gilt es zu berücksichtigen, dass es sich bei diesem Kodex nicht um einen starren und unveränderlichen Rahmen handelt, sondern um ein kontinuierliches Lernen und Weiterentwickeln und um die Herausbildung einer personenzentrierten Haltung (McCormack, McCance & Dewing, 2021).

Dieses Sein als reflektierte Person wie auch die im Vorkapitel abgebildeten grundlegenden Werte und Kernmodi sind die Eckpfeiler einer personenzentrierten Pflegepraxis. Sie wirken sowohl auf individueller und auf Teamebene als auch auf organisationaler Ebene und stellen das Fundament des *Person-centred Practice Framework* dar, das im folgenden Kapitel näher erläutert wird.

## 11.3 Das Person-centred Practice Framework

Das von McCormack und McCance (2017a) entwickelte *Person-centred Practice Framework* setzt sich aus vier Dimensionen zusammen, die in einen Makrokontext eingebettet sind. Die erste Dimension bildet die Voraussetzungen für die Personenzentrierung ab. Hier geht es um personenbezogene Eigenschaften von Pflegenden, damit eine personenzentrierte Pflege möglich wird. In der zweiten Dimension gilt es, beeinflussende Umweltfaktoren auf die personenzentrierte Pflege zu berücksichtigen. In der dritten Dimension geht es um personenzentrierte Prozesse, also um das Aus- und Durchführen von personenzentrierter Pflege. Die vierte Dimension besteht aus den erwarteten Outcomes in Form von Resultaten einer personenzentrierten Pflege.

Die unterschiedlichen Dimensionen adressieren verschiedene Personen bzw. Ebenen für die Umsetzung einer personenzentrierten Pflege in der Praxis. Bei den personenbezogenen Voraussetzungen stehen die Pflegepersonen selbst im Vordergrund. Bei den Umweltfaktoren geht es vor allem um die Organisations- bzw. Teamebene. In den personenbezogenen Prozessen wiederum sollen der versorgte Mensch und seine An- und Zugehörigen Berücksichtigung finden. Die Outcomes als letzte Dimension bilden den Orientierungsrahmen, wie eine qualitative personenzentrierte Pflege in der Praxis zu erfolgen hat. Die folgende Abbildung stellt diese Dimensionen und ihre Bestandteile dar.

In den folgenden Kapiteln werden die in Abbildung 27 dargestellten Dimensionen samt Makrokontext, in den sie eingebettet sind, näher erläutert.

**Dimension – Umweltfaktoren**

1. Passender Skill- und Grademix
2. Ein System zur partizipative Entscheidungsfindung
3. Nachhaltige Beziehungen im Team
4. Ermöglichen von Einflussnahme
5. Zulassen von Innovation und Bereitschaft zum Eingehen von Risiken
6. Strukturelle und räumliche Umgebungsfaktoren
7. Unterstützungssysteme in der Organisation

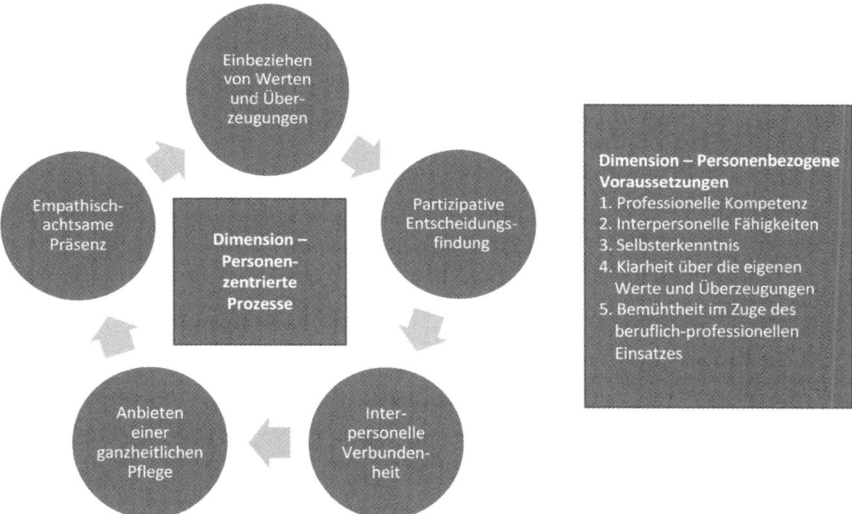


**Dimension – Personenzentrierte Outcomes**

1. Positive Erfahrung mit der Pflege und Betreuung
2. Einbezogensein in Pflege und Betreuung
3. Wohlbefinden
4. Entstehung einer förderlichen und heilsamen Unternehmens- und Organisationskultur

**Abb. 27:** Person-centred Practice Framework nach McCormack & McCance (2017a), ohne Makrokontext

### 11.3.1 Makrokontext der personenzentrierten Pflegepraxis

Der Makrokontext wurde im Zuge der Theorieüberarbeitung hinzugefügt. Er berücksichtigt die Sozial- und Gesundheitspolitik, die Personalentwicklung, das strategische Leadership und die strategische Ausrichtung einer Organisation (McCormack & McCance, 2017a). Dahingehende Strategien können unter anderem Leitbilder darstellen. Sie ermöglichen die Etablierung eines normativen Orientierungsrahmens für die Organisation, welcher die Mitarbeitenden dabei unterstützt, eine personenzentrierte Kultur zu leben.

### 11.3.2 Personenbezogene Voraussetzungen

Auf der Ebene der personenbezogenen Voraussetzungen kommen fünf Eigenschaften zum Tragen, über die die Pflegeperson verfügen muss, damit sich eine personenzentrierte Pflegepraxis entwickeln kann: professionelle Kompetenz, interpersonelle Fähigkeiten, Selbsterkenntnis, Klarheit über die eigenen Werte und Überzeugungen sowie grundsätzliche Bemühtheit im Zuge des beruflich-professionellen Einsatzes (McCormack & McCance, 2017a). Die folgende Tabelle bildet diese Voraussetzungen samt zugrunde liegenden Definitionen ab.

| **Personenbezogene Voraussetzung** | **Definition** |
|---|---|
| Professionelle Kompetenz | Wissen, Fertigkeiten und Einstellungen der Pflegeperson, damit verschiedene Optionen zur Adressierung eines Pflegebedarfs angeboten werden können. Damit soll eine effektive und ganzheitliche Pflege ermöglicht werden. |
| Interpersonelle Fähigkeiten | Die Fähigkeit, auf differenzierte Art und Weise sowohl verbal als auch nonverbal zu kommunizieren, um lösungsorientiert auf herausfordernde Situationen der Praxis reagieren zu können |
| Selbsterkenntnis | Die Pflegeperson ist sich ihrer selbst und ihrer Wirkung auf die Umwelt bewusst. Die Kompetenz zur personenzentrierten Pflege wird durch kontinuierliche Selbstreflexion immer weiter ausgebaut. |

| | |
|---|---|
| Klarheit über die eigenen Werte und Überzeugungen | Das Bewusstsein, welchen Effekt die eigenen Werte und Überzeugungen auf andere Menschen haben oder haben können, und die Bereitschaft, einen diesbezüglichen Weiterentwicklungsprozess durch Reflexion zuzulassen |
| Bemühtheit im Zuge des beruflich-professionellen Einsatzes | Hingabe und Engagement, die Menschen und ihre An- und Zugehörigen bestmöglich mit den zur Verfügung stehenden Ressourcen zu pflegen und zu betreuen |

**Tab. 17:** Personenbezogene Voraussetzungen mit Definitionen nach McCormack und McCance (2017a)

Zentral bei den personenbezogenen Voraussetzungen ist, dass sich die Pflegeperson auf den reflexiven Entwicklungsprozess hin zur personenzentrierten Pflege einlässt. Die Voraussetzungen stehen in keiner Hierarchie. Alle haben dieselbe Wertigkeit und Wichtigkeit, damit eine personenzentrierte Pflegepraxis ermöglicht werden kann (McCormack & McCance, 2017a).

### 11.3.3 Beeinflussende Umweltfaktoren

Während bei den im Vorkapitel dargelegten personenbezogenen Voraussetzungen auf der Ebene der Pflegepersonen angesetzt wird, stehen bei den Umweltfaktoren die beeinflussenden Kontextbedingungen durch das Team bzw. die Organisation im Vordergrund (McCormack & McCance, 2017a). Sie stellen den direkten rahmenden Kontext dar – dieser muss aber vom weiterreichenden Makrokontext, wie beispielsweise der Gesundheitspolitik oder dem Gesundheitssystem, abgegrenzt werden.

Es können die folgenden sieben Umweltfaktoren unterschieden werden: passender Skill- und Grademix, ein System zur partizipativen Entscheidungsfindung, nachhaltige Beziehungen im Team, das Ermöglichen von Einflussnahme, das Zulassen von Innovation und die Bereitschaft zum Eingehen von Risiken, strukturelle und räumliche Umgebungsfaktoren sowie Unterstützungssysteme in der Organisation (McCormack & McCance, 2017a). Die folgende Tabelle bildet diese beeinflussenden Umweltfaktoren samt zugrunde liegenden Definitionen ab.

| Beeinflussender Umweltfaktor | Definition |
|---|---|
| Passender Skill- und Grademix | Das Verhältnis zwischen gehobenem Dienst, Pflegeassistenzberufen und Betreuungsdiensten ermöglicht eine qualitativ hochwertige Pflege und Betreuung |
| System zur partizipativen Entscheidungsfindung | Innerhalb der Organisation und der Teams gibt es eine Verpflichtung zu einer partizipativen Kultur. |
| Nachhaltige Beziehungen im Team | Die Teammitglieder fühlen sich miteinander verbunden. |
| Ermöglichen von Einflussnahme in der beruflichen Tätigkeit | Hierarchien sind flach gehalten. Jedes Teammitglied hat die Möglichkeit, sich gestalterisch einzubringen. |
| Zulassen von Innovation und Bereitschaft zum Eingehen von Risiken | Therapeutische wie auch organisationale Entscheidungen werden unter Berücksichtigung von Forschungsevidenz, berufsprofessionellen Einschätzungen, zur Verfügung stehenden Informationen und Präferenzen der zu versorgenden Menschen sowie ihrer An- und Zugehörigen getroffen. |
| Strukturelle und räumliche Umgebungsfaktoren | Die räumliche und strukturelle Ausstattung adressiert die Bedürfnisse von Mitarbeitenden, versorgten Menschen und An- und Zugehörigen. Im Besonderen betrifft das Sicherheit, Würde, Privatheit und Ästhetik. |
| Unterstützungssysteme in der Organisation | Die Organisation schafft ein unterstützendes System für die Mitarbeitenden wie auch für die versorgten Menschen und ihre An- und Zugehörigen. Dabei werden gesetzliche Rahmenbedingungen umgesetzt und setting- oder bevölkerungsspezifische Bedürfnisse adressiert. |

Tab. 18: Beeinflussende Umweltfaktoren mit Definitionen nach McCormack und McCance (2017a)

Die Art und Weise, wie Personenzentrierung gelebt wird, hat entscheidenden Einfluss auf die Bereitschaft und die Motivation der Mitarbeitenden, personenzentriert zu pflegen. Es kann nicht als selbstverständlich angenommen werden, dass die Mitarbeitenden eine personenzentrierte Pflege praktizieren, wenn sie die Personenzentrierung nicht auf Team- bzw. Organisationsebene vorgelebt bekommen oder, im optimalen Fall, selbst eine Kultur der Personenzentrierung erleben können.

### 11.3.4 Personenzentrierte Prozesse

Die unmittelbare Umsetzung von personenzentrierter Pflege findet auf der Ebene der personenzentrierten Prozesse statt. Dabei lassen sich fünf Prozesse unterscheiden: das Einbeziehen von Werten und Überzeugungen der versorgten Menschen und ihrer An- und Zugehörigen, eine partizipative Entscheidungsfindung, eine interpersonelle Verbundenheit, das Anbieten einer ganzheitlichen Pflege und eine empathisch-achtsame Präsenz in allen Pflegehandlungen (McCormack & McCance, 2017a). Die folgende Tabelle bildet diese personenzentrierten Prozesse samt zugrunde liegender Definition ab.

| Personenzentrierter Prozess | Definition |
|---|---|
| Einbeziehen von Werten und Überzeugungen | Das Verständnis für die Werte und Überzeugungen eines Menschen und dafür, wie diese die individuelle Lebenssituation und Lebensperspektive beeinflussen. Das passiert unter kontinuierlichem Rückbezug auf den psychosozialen Kontext und die soziale Rolle des versorgten Menschen. |
| Partizipative Entscheidungsfindung | Aktive Beteiligung der versorgten Menschen und ihrer An- und Zugehörigen durch Informationsbereitstellung und Einbeziehung in Entscheidungen. Dabei werden ihre Werte, Erfahrungen, Sorgen und Zukunftspläne so weit wie möglich berücksichtigt. |
| Interpersonelle Verbundenheit | Authentische und echte Pflegebeziehungen aufbauen, indem der versorgte Mensch und seine An- und Zugehörigen differenziert und ganzheitlich kennengelernt werden. Das setzt bei der Pflegeperson voraus, dass sie sich ihrer selbst bewusst ist, ihre Werte und Überzeugungen reflektiert und über professionelle Expertise verfügt. |
| Anbieten einer ganzheitlichen Pflege | Der vorsorgte Mensch wird als ganze Person betreut. Alle Bedarfsdimensionen werden adressiert. Das schließt die physiologische, psychologische, soziokulturelle, Entwicklungs- und spirituelle Dimension mit ein. |
| Empathisch-achtsame Präsenz | Die Verpflichtung, dass der versorgte Mensch in seiner Einzigartigkeit Wertschätzung erfährt. Dabei werden auf verschiedenen Ebenen Bewältigungsstrategien mobilisiert, indem seine Lebensprioritäten und Motivationen aktive Berücksichtigung finden. |

**Tab. 19:** Personenzentrierte Prozesse mit Definitionen nach McCormack und McCance (2017a)

Im Zuge der personenzentrierten Prozesse rücken der versorgte Mensch und seine An- und Zugehörigen in den Vordergrund. Die Prozesse stehen in keiner Hierarchie. Um eine personenzentrierte Pflegepraxis gewährleisten zu können, gilt es, sie alle zu berücksichtigen (McCormack & McCance, 2017a).

### 11.3.5 Personenzentrierte Outcomes

Die letzte Ebene umfasst die personenzentrierten Outcomes. Sie stellen das zentrale Element der Theorie dar, denn sie indizieren, wie die Umsetzung einer effektiven personenzentrierten Pflege in der Praxis zu erfolgen hat. Dabei werden vier Outcomes unterschieden: positive Erfahrung mit der Pflege und Betreuung, Einbezogensein der versorgten Menschen und ihrer An- und Zugehörigen in Pflege und Betreuung, sich einstellendes Wohlbefinden durch die personenzentrierte Pflegepraxis und Entstehung einer förderlichen und heilsamen Unternehmens- und Organisationskultur (McCormack & McCance, 2017a). Die folgende Tabelle soll diese Outcomes samt möglichen Indikatoren im Praxisfeld abbilden.

| **Personenzentrierter Outcome** | **Indikatoren** |
|---|---|
| Positive Erfahrung mit der Pflege und Betreuung | Eine Befragung zur Zufriedenheit mit Pflege und Betreuung, die differenziert und in die Tiefe erfolgt. Ebenso gilt es, die Zufriedenheit des Teams mit der angebotenen Pflege zu erheben, damit einerseits die Zufriedenheit der Mitarbeitenden gesteigert wird und andererseits ein kontinuierlicher Verbesserungsprozess auf Teamebene initiiert werden kann. |
| Einbezogensein in Pflege und Betreuung | Die aktive Beteiligung der versorgten Menschen gilt es kontinuierlich mitzudenken und zu erheben. Ebenso die entsprechende Einschätzung des Teams, um bei abweichenden Erhebungen gegenregulierende Maßnahmen umzusetzen. |
| Wohlbefinden | Die kontinuierliche Befragung der versorgten Menschen sowie des Teams in Bezug auf das Wohlbefinden im Zuge der Umsetzung von personenzentrierter Pflege |

| | |
|---|---|
| Entstehung einer förderlichen und heilsamen Unternehmens- und Organisationskultur | Die diesbezüglichen Kernindikatoren sind: eine Kultur der partizipativen Entscheidungsfindung, kollaborative und wertschätzende Teambeziehungen sowie ein unterstützendes Leadership durch die Organisation. Die Erhebung der Einschätzung wird aufseiten der versorgten Menschen und ihrer An- und Zugehörigen sowie aufseiten der Mitarbeitenden in regelmäßigen Abständen durchgeführt. |

Tab. 20: Personenzentrierte Outcomes mit Indikatoren nach McCormack und McCance (2017a)

Die Pflegepersonen, das Team und die Organisation erhalten mit den Outcomes einen Orientierungsrahmen in Bezug auf eine effektive personenzentrierte Pflege. Es ist wichtig, dass die Erfolgsbewertung sowohl durch die Pflegepersonen als auch durch die versorgten Menschen und ihre An- und Zugehörigen erfolgt (McCormack & McCance, 2017a). Bei abweichenden Resultaten bzw. bei Unzufriedenheit gilt es, entsprechende gegenregulierende Maßnahmen auf organisationaler Ebene zu planen, durchzuführen und wiederum zu überprüfen.

## 11.4 Die Theorie der personenzentrierten Pflegepraxis als theoretischer Rahmen

Im Rahmen dieses Kapitels sollen die Anwendungen dieser Theorie bzw. des *Person-centred Practice Framework* als theoretischer Rahmen näher beleuchtet werden. Dabei gilt es zunächst die Ansätze in Lehre und Forschung darzustellen und anschließend zu erläutern, welche Implikationen die Theorie für die Pflegepraxis hat oder haben könnte.

### 11.4.1 Bedeutung für Lehre und Forschung

Die Theorie erscheint klar und in sich stringent. Der Theorieentwicklungsprozess lässt sich skizzieren und ist nachvollziehbar. Die einschlägig entwickelten Messinstrumente für die personenzentrierte Pflegepraxis bestätigen außerdem die effektive praktische Umsetzbarkeit des *Person-centred Practice Framework*.

Zu diesen Messinstrumenten zählt der *Nursing Context Index (NCI)*, der den Einfluss der arbeitsplatzbezogenen Umgebung auf die Entwicklung einer personenzentrierten Pflege bewertet (Slater, McCormack & Bunting, 2009). Ein weiteres Messinstrument kann die Einstellungen von Pflegepersonen in Bezug auf die Anwendung von personenzentrierter Pflege und ihre Effekte testen. Dabei handelt es sich um das *Development and testing of the Person-centred Practice Inventory – Staff (PCPI-S)* (Slater, McCance & McCormack, 2017), das auch in einer deutschen Version zur Verfügung steht. Es gilt aber zu beachten, dass im Zuge der Validierung dieser Version ausschließlich österreichische Pflegeheime berücksichtigt wurden, weshalb keine abschließende settingunabhängige Aussage über den Einsatz des deutschen Messinstruments getroffen werden kann (Weis et al., 2020).

Für die Bewertung und Analyse der arbeitsplatzbezogenen Kultur als personenzentrierte Pflegekultur steht das *Workplace Culture Critical Analysis Tool (WCCAT)* zur Verfügung. Es stellt ein analysierendes und gleichzeitig dokumentierendes Beobachtungsinstrument dar und kann eingesetzt werden, um eine prozesshafte personenzentrierte Praxisentwicklung zu fördern. Das WCCAT setzt sich aus sieben Beobachtungsfeldern zusammen: räumliche Umgebung, Kommunikation, Privatheit und Würde, Einbeziehung der versorgten Menschen, effektive Teams, Lernkultur, Umgang mit Risiko und Sicherheit und Organisation von Pflege und Betreuung (McCormack et al., 2009).

Des Weiteren wird durch das *Person-centred Climate Questionnaire – Staff version (PCQ-S)* nach Edvardsson, Koch und Nay (2010) mit der psychometrischen Evaluation der Erfolg von Personenzentrierung in Teams erhoben. Außerdem kann mit dem *Development of Client-centred Care Questionnaire* nach de Witte, Schoot und Proot (2006) die diesbezügliche Einschätzung der versorgten Menschen eingefangen werden.

Die Aufzählung der oben angeführten Messinstrumente ist nicht vollständig, sondern führt nur exemplarisch an, dass bereits eine Vielzahl von einschlägigen Instrumenten zur Verfügung steht. Zusammenfassend kann festgestellt werden, dass es zu hinterfragen bleibt, ob und wie diese Messinstrumente settingübergreifend eingesetzt werden können, da der bisherige Forschungsfokus eher auf dem Langzeitpflegebereich lag. Außerdem sollten die Anwender*innen der personenzentrierten Pflege umfassender in den Forschungs- und kontinuierlichen Weiterentwicklungsprozess miteinbezogen werden. Durch dieses Vorgehen soll einerseits für mehr Nachhaltigkeit in der Forschung gesorgt und andererseits ein Beitrag dazu geleistet werden, dass die Lebenswirklichkeit der unmittelbar anwendenden Personen umfassende Berücksichtigung findet.

Für die Lehre kann festgehalten werden, dass die Theorie von McCormack und McCance und das damit entwickelte *Person-centred Practice Framework* eine Möglichkeit darstellt, bei Auszubildenden und Studierenden der Gesundheits- und Krankenpflegeberufe konstruktivistische Lernprozesse für eine personenzentrierte Pflegepraxis anzustoßen. O'Donnell, Cook und Black (2017) sehen zudem die Notwendigkeit, ganze Curricula im Gesundheits- und Sozialwesen professionsübergreifend im Zuge eines personenzentrierten Fokus zu überarbeiten. Im Besonderen erwähnen sie dabei, dass die praktische Ausbildung und die diesbezügliche Reflexion durch die Elemente des *Person-centred Practice Framework* strukturiert werden sollten. Als pädagogisch-philosophischer Rahmen für die Lehrenden werden die Arbeiten des brasilianischen Pädagogen Paulo Freire angeführt. Dadurch sollen die Studierenden zu einer kritischen Achtsamkeit für sich und ihre Beziehung zu Mitmenschen und zur Gesellschaft befähigt werden. Diese gilt als Voraussetzung, damit die darauf aufbauenden personenzentrierten Lernprozesse nachhaltig erfolgen und umgesetzt werden können.

Abschließend kann in Bezug auf die Lehre noch erwähnt werden, dass die Theorie einen Rahmen für Qualifikationsarbeiten in pflege- und gesundheitswissenschaftlichen Studiengängen darstellt – sowohl auf Bachelor- als auch auf Masterebene.

### **11.4.2** Anwendung in der Pflegepraxis

Für die Anwendung in der Praxis muss zunächst Erwähnung finden, dass es sich bei einer personenzentrierten Pflegepraxis um keinen festgeschriebenen und unveränderlichen Rahmen handelt. Es ist vielmehr ein normatives Wertesystem, das es seinen Anwender*innen ermöglicht, eine personenzentrierte Lebenswelt zu schaffen, die sich in kontinuierlicher Weiterentwicklung befindet. Von *der* Personenzentrierung kann nicht gesprochen werden, da sich diese in jedem Menschen auf unterschiedliche Art und Weise konstituiert. In diesem Zusammenhang wird auch von der personenzentrierten Kultur als normativer Rahmen gesprochen.

Wie die Kultur auf den einzelnen Menschen wirkt, so wirkt auch der einzelne Mensch auf die Kultur zurück. Ein wechselseitiger Lern- und Veränderungsprozess geht damit einher. Das ermöglicht erhöhte Achtsamkeit, fördert das Verständnis füreinander und verbessert damit auch die Pflegequalität sowie die Zufriedenheit aller Beteiligten.

Das *Person-centred Practice Framework* selbst wie auch die verschiedenen im Vorkapitel abgebildeten validierten und reliablen Messinstrumente ermöglichen die Umsetzung in die Praxis sowie die Evaluation, und zwar auf eine analysierende und reflexive Art und Weise. Diese findet auf individueller Ebene zwischen Pflegeperson und versorgtem Menschen, auf Team- sowie auf Organisationsebene statt (Dewing et al., 2021).

Manely (2017) beschreibt im Zuge des methodologischen Ansatzes der Praxisentwicklung sechs methodische Ansatzbereiche, um eine personenzentrierte Kultur in der Praxis zu fördern bzw. zu etablieren. Die erste Methode ist eine grundsätzliche Aneignung der Personenzentrierung bei allen Beteiligten. Das hat einerseits auf ethischer Ebene zu erfolgen und andererseits im Zuge eines Sich-seiner-selbst-bewusst-Werdens als Person und der Wertschätzung des Personseins von anderen Menschen. Die zweite Methode bezieht sich auf die Klärung von Fokus und Ziel, von zugrunde liegenden Werten sowie darauf, welche arbeitsplatzbezogene Kultur vorherrscht bzw. vorherrschen soll. Die dritte Methode ist das gemeinsame Entwickeln einer Strategie, die das gemeinsame Arbeiten definiert. Dabei sind die bestmögliche Partizipation und die größtmögliche Inklusion aller Beteiligten wichtig. Die nächste Methode ist das systematische Reflektieren der Pflegepraxis. Außerdem gilt es, das Einbringen von Ideen und Initiativen im Zuge des Transitionsprozesses zu fördern und wertzuschätzen. Bei der fünften Strategie werden effektive Vorgehensweisen umgesetzt, um mit durchdachten Kommunikationsstrategien die bestmögliche Anwendung und Dissemination der Indikatoren einer personenzentrierten Pflegepraxis gewährleisten zu können. Die sechste und letzte Methode ist die Evaluation; sie kann beispielsweise mit dem im Vorkapitel erwähnten Instrument WCCAT erfolgen.

Für die Etablierung einer personenzentrierten Pflegepraxis auf organisationaler Ebene gilt es, eine mittel- bis langfristige Unternehmensstrategie samt Konzept zu planen und umzusetzen. Vor allem die reflexiven Prozesse und die Evaluation der personenzentrierten Outcomes sollten durch speziell ausgebildete Mentor*innen oder Coaches erfolgen (Lieshout, 2017). Die Position als Mentor*in setzt nicht nur eine einschlägige Ausbildung voraus, sondern auch die institutionelle Verankerung dieser Rolle. Förderlich können hier eine eigene Stellenbeschreibung dieser Position und die Zur-Verfügung-Stellung von zeitlichen Ressourcen für die Tätigkeit sowie eine monetäre Aufwertung, zum Beispiel durch eine spezielle Zulage, sein.

Eine Investition in konkrete Praxiskonzepte zahlt sich auf mehreren Ebenen aus. Neben der Steigerung von Zufriedenheit und Wohlbefinden aller Beteiligten wird durch eine personenzentrierte Pflegepraxis eine gesundheitsförderliche Lebenswelt geschaffen, die sich vorteilhaft auf die versorgten Menschen und die Mitarbeitenden auswirkt.

## 11.5 Literaturverzeichnis


de Witte, L., Schoot, T., & Proot, I. (2006). Development of the client-centred care questionnaire. *Journal of Advanced Nursing, 56*(1,, 62–68. https://doi.org/10.1111/j.1365-2648.2006.03980.x

Dewing, J., McCormack, B., & McCance, T. (2021). *Person-centred nursing research: methodology, methods and outcomes.* Springer. https://doi.org/10.1007/978-3-030-27868-7

Edvardsson, D., Koch, S., & Nay, R. (2010). Psychometric evaluation of the English language Person-centred Climate Questionnaire – staff version. *Journal of nursing management, 18*(1), 54–60. https://doi.org/https://doi.org/10.1111/j.1365-2834.2009.01038.x

Gerrig, R., & Zimbardo, P. (2016). *Psychologie* (20th ed.). Pearson.

Lieshout, F. (2017). Navigating organisational change: being a person-centred facilitator. In B. McCormack & T. McCance (eds.), *Person-centred practice in nursing and health care: theory and practice* (pp. 172–179). John Wiley & Sons.

Manely, K. (2017). An overview of practice developement. In B. McCormack & T. McCance (eds.), *Person-centred practice in nursing and health care: theory and practice* (pp. 133–149). John Wiley & Sons.

McCormack, B., Henderson, E., Wilson, V., & Wright, J. (2009). Making practice visible: The Workplace Culture Critical Analysis Tool (WCCAT). *Practice Development in Health Care, 8*(1), 28–43. https://doi.org/https://doi.org/10.1002/pdh.273

McCormack, B., & McCance, T. (2017a). Person-centred Practice Framework. In: B. McCormack & T. McCance (eds.), *Person-centred practice in nursing and health care: theory and practice* (pp. 36–64). John Wiley & Sons.

McCormack, B., & McCance, T. (2017b). Underpinning principles of person-centred practice. In: B. McCormack & T. McCance (eds.), Person-centred practice in nursing and health care: theory and practice (pp. 13–35). John Wiley & Sons.

McCormack, B., McCance, T., Bulley, C., Brown, D., McMillan, A., & Martin, S. (2021). Editor Biographies. In B. McCormack, T. McCance, C. Bulley, D. Brown, A. McMillan, & S. Martin (eds.), *Fundamentals of Person-centred Healthcare Practice* (pp. XXV–XXVI). John Wiley & Sons.

McCormack, B., McCance, T., & Dewing, J. (2021). The person in person-centred practice. In B. McCormack, T. McCance, C. Bulley, D. Brown, A. McMillan, & S. Martin (eds.), *Fundamentals of Person-centred Healthcare Practice* (pp. 3–11). John Wiley & Sons.

McCormack, B., McCance, T., & Martin, S. (2021). What is person-centredness? . In B. McCormack, T. McCance, C. Bulley, D. Brown, A. McMillan, & S. Martin (eds.), *Fundamentals of Person-centred Healthcare Practice* (pp. 13–22). John Wiley & Sons.

O'Donnell, D., Cook, N., & Black, P. (2017). Person-centred nursing education. In B. McCormack & T. McCance (eds.), *Person-centred practice in nursing and health care: theory and practice* (pp. 99–117). John Wiley & Sons.

Phelan, A., McCormack, B., Dewing, J., Brown, D., Cardiff, S., Cook, N. F., Dickson, C. A. W., Kmetec, S., Lorber, M., Magowan, R., McCance, T., Skovdahl, K., Štiglic, G., & van Lieshout, F. (2020). Review of developments in person-centred healthcare. *International Practice Development Journal, 10,* 1–29. https://doi.org/10.19043/ipdj.10Suppl2.003

Slater, P., McCance, T., & McCormack, B. (2017). The development and testing of the Person-centred Practice Inventory – Staff (PCPI-S). *International Journal for Quality in Health Care,* 29(4), 541–547. https://doi.org/10.1093/intqhc/mzx066

Slater, P., McCormack, B., & Bunting, B. (2009). The Development and Pilot Testing of an Instrument to Measure Nurses' Working Environment: The Nursing Context Index. *Worldviews on Evidence-Based Nursing, 6*(3), 173–182. https://doi.org/https://doi.org/10.1111/j.1741-6787.2009.00159.x

Weis, M., Wallner, M., Köck-Hódi, S., Hildebrandt, C., McCormack, B., & Mayer, H. (2020). German translation, cultural adaptation and testing of the Person-centred Practice Inventory – Staff (PCPI-S). *Nursing Open, 7*(2). https://doi.org/10.1002/nop2.511

World Health Organization. (2015). *People-centred and integrated health services: an overview of the evidence.* https://apps.who.int/iris/bitstream/handle/10665/155004/WHO_HIS_SDS_2015.7_eng.pdf?sequence=1&isAllowed=y (04.12.2020).

# 12 Meleis (2010): Transitionstheorie

| **Autorin** | Afaf Meleis |
|---|---|
| **Erscheinungsjahr** | 1986*, 1997, 2010<br>*Die Theorie entstand anhand mehrerer Weiterentwicklungen (Auszug): Meleis, (2010); Chick & Meleis (1986); Schumacher, Jones & Meleis (1999). |
| **Land der Publikation** | Vereinigte Staaten von Amerika |
| **Zentrale Konzepte/ Bestandteile der Theorie** | Transitionserfahrung (Übergangserfahrung)<br>Zentrale Aussagen:<br>→ Transitionen sind in ihrer Struktur komplex und multidimensional.<br>→ Alle Übergänge weisen einen zeitlichen Verlauf auf.<br>→ Übergänge führen zu Veränderungen der Identität der betroffenen Personen, Rollen, Beziehungen, Fähigkeiten und Verhaltensmuster.<br>→ Übergänge sind natürliche Prozesse, welche zur Veränderung von Lebensmustern führen und sich in allen Individuen manifestieren.<br>Kerninhalte:<br>→ Arten und Muster von Übergängen<br>→ Eigenschaften von Übergangserfahrungen<br>→ Übergangsbedingungen<br>→ Prozessindikatoren<br>→ Ergebnisindikatoren<br>→ Pflegetherapeutischer Ansatz |
| **Zielgruppe** | Personen, die Veränderungsprozesse erleben, über die gesamte Lebensspanne |
| **Setting** | Settingunabhängiger Einsatz |

Tab. 21: Übersicht – Transitionstheorie (Meleis, 2010; Chick & Meleis, 1986)

Über die Lebensspanne hinweg gibt es zahlreiche Transitionen, zum Beispiel eine Erkrankung, die Mitteilung einer Diagnose, operative Eingriffe, Rehabilitation und Genesung, Übergänge in der Entwicklung sowie im Lebensverlauf wie Schwangerschaft, Geburt, Pubertät, Menopause oder im Rahmen des Alterns. Weitere Transitionen, die sich auf die Betroffenen auswirken können, sind etwa Migration, Ruhestand und die Pflege von Angehörigen (Meleis et al., 2000). Chick und Meleis (1986) definieren diese Transitionen als Phasen, die zwischen zwei relativ stabilen Zuständen des Erlebens stattfinden.

Die Transitionstheorie wurde von Afaf Ibrahim Meleis veröffentlicht, um die beschriebenen Übergänge im menschlichen Leben zu beschreiben und zu definieren. Die Transitionserfahrung kann über die gesamte Lebensspanne hinweg auftreten, sobald ein Ereignis oder eine Veränderung eintritt, und beschreibt den Weg der Erfahrung bis hin zur Integration dieser Erfahrung in das neue Leben (Meleis, 2010; Masters, 2015; Smith & Parker, 2015).

## 12.1 Hintergründe und Entwicklung

Afaf Ibrahim Meleis wurde 1942 in Ägypten geboren und ist in der Gesundheits- und Krankenpflege ausgebildet. 1964 und 1966 beendete sie erfolgreich Masterprogramme, 1968 promovierte sie an der Universität von Los Angeles, USA. 2002 wurde Meleis als Professorin für professionelle Gesundheits- und Krankenpflege und Soziologie und als Dekanin der Fakultät für Pflegewissenschaft an die University of Pennsylvania berufen. Meleis war im direkten Pflegepraxisfeld tätig, weiters auch als Anleitende, Lektorin, Theoretikerin und Pflegewissenschaftlerin. Sie wurde für ihre Leistungen mit zahlreichen Preisen ausgezeichnet. Im Rahmen von Forschungsarbeiten konzentriert sie sich auf die theoretische Weiterentwicklung der Pflegepraxis und Pflegewissenschaft, die Struktur und Organisation von Pflegewissen, die Gesundheitskompetenz von Frauen und Immigrant*innen sowie auf gesunde und gelingende Transitionsprozesse (Masters, 2015; Smith & Parker, 2015; Alligood & Tomey, 2010).

Transitionen sind ein oft verwendetes Konzept in Entwicklungs- und Adaptationstheorien. Meleis hat bereits während ihres Doktorratsstudiums begonnen, sich mit Übergängen von unvorbereiteten Personen und den damit verbundenen Erschwernissen zu beschäftigen (Smith & Parker, 2015).

*„Transitions are complex and multidimensional, but several essential properties of transition experiences have been identified. These include awareness, engagement, change and difference, time span, critical points, and events. These properties are not necessarily discrete. Rather, they are interrelated properties of a complex process."* (Meleis et al., 2000, p. 18)

Transitionen und damit in Verbindung stehende Übergangserfahrungen sind komplexe Prozesse. Diese Übergänge sind verbunden mit Veränderungen sowie daraus folgenden Entwicklungen und sind wesentliche Inhalte professioneller Pflege. Ein Übergang kann einerseits durch ein Ereignis ausgelöst werden, welches sich der Kontrolle der einzelnen Person entzieht, andererseits kann er bewusst angestrebt werden, zum Beispiel durch eine Heirat, Schwangerschaft oder berufliche Veränderung (Chick & Meleis, 1986; Meleis et al., 2000).

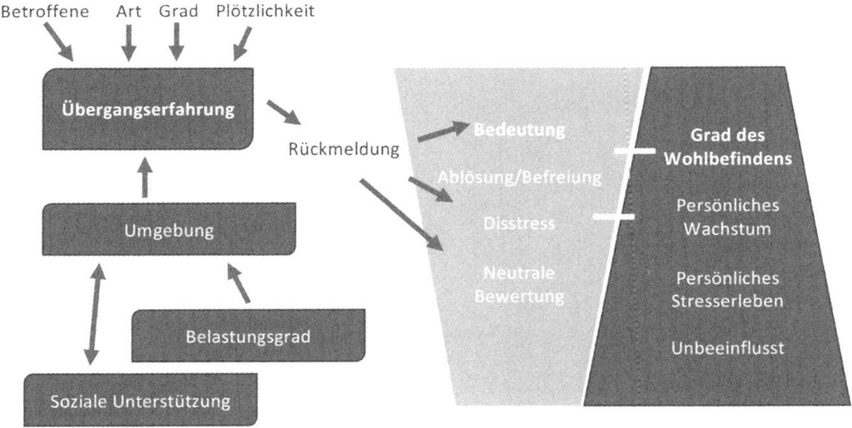


**Abb. 28:** Mit dem Übergangserlebnis zusammenhängende Faktoren (Chick & Meleis, 1986)

Das Wissen über Übergangserfahrungen und damit zusammenhängende Faktoren wie zum Beispiel die Plötzlichkeit des Auftretens dieser Erfahrung oder die Arten und die Ausprägung der Erscheinungsformen dient dem individuellen Assessment der zu begleitenden Personen. Das Assessment dieser zusammenhängenden Faktoren ermöglicht eine professionelle Gesundheits- und Krankenpflege von Menschen, die eine Transitionen erleben (Meleis, 2010).

## 12.2 Aufbau und Bestandteile der Theorie

*„Changes in health and illness of individuals create a process of transition, and clients in transition tend to be more vulnerable to risks that may in turn affect their health."* (Meleis, 2010, p. 52). Meleis et al. (2010) erkennen Übergänge als zentrales Konzept professioneller Gesundheits- und Krankenpflege. Das Wissen über Übergangserfahrungen und damit verbundene Prozesse findet seine Fortsetzung in gesundheitsförderlichen pflegetherapeutischen Interventionen mit dem Ziel, die betroffenen Personen in Übergangssituationen zu begleiten und zu befähigen.

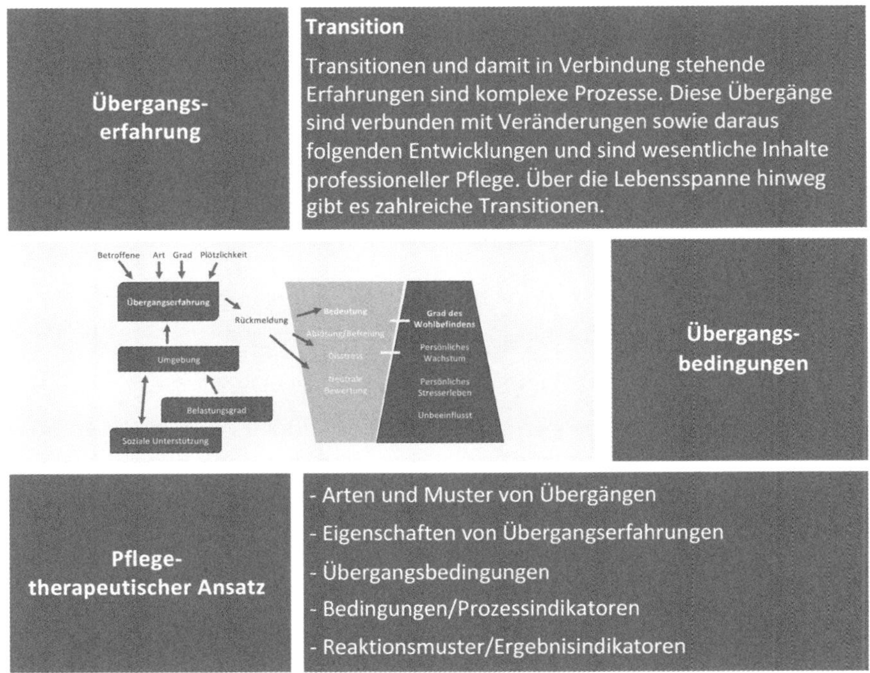


**Abb. 29:** Zentrale Aussagen der Transitionstheorie (Meleis, 2010)

Alligood und Tomey (2010) leiten folgende zentrale Aussagen aus der Transitionstheorie ab:

- → Transitionen sind in ihrer Struktur komplex und multidimensional.
- → Alle Übergänge weisen einen zeitlichen Verlauf auf.
- → Übergänge führen zu Veränderungen der Identität der betroffenen Personen, der Rollen, Beziehungen, Fähigkeiten und Verhaltensmuster.
- → Übergänge sind natürliche Prozesse, welche zur Veränderung von Lebensmustern führen. Menschen sind im Laufe des Lebens wiederholt Übergängen ausgesetzt. Diese Übergänge lösen bei den jeweiligen Personen interne Prozesse aus, welche Gesundheits- und Krankenpflegepersonen unterstützen (Meleis, 2010; Alligood & Tomey, 2010; Schumacher, Jones & Meleis, 1999; Chick & Meleis, 1986).

## 12.3 Transition und Übergangserfahrungen

Im professionellen Pflegesetting werden Menschen begleitet, welche mit einer Veränderung, z. B. durch eine Erkrankung, in ihrem Leben konfrontiert sind. Alligood und Tomey (2010) erkennen aber auch die positive Wirkung von Transitionen, da sich nach abgeschlossenen Transitionsprozessen neue Stabilität einstellen kann. Der Fokus von Pflegeprofessionist*innen liegt hierbei auf der Wiederherstellung von Gesundheit, dem Erhalten des Wohlbefindens und/oder der Förderung der Selbstpflege (Alligood & Tomey, 2010).

*„Transition is a process triggered by a change that represents a passage from a fairly stable state to another fairly stable state to another fairly stable state. Transitions can be described in terms of types and patterns of transitions, properties of transition experience, transition condition, process indicators, outcome indicators and nursing therapeutics."* (Meleis in Masters, 2015, p. 16)

Meleis et al. (2010) beschreiben Übergangserfahrungen und Transitionsprozesse anhand von Beziehungen zwischen sechs Komponenten. Diese zentralen Inhalte der Transitionstheorie sind in Abbildung 30 dargestellt.

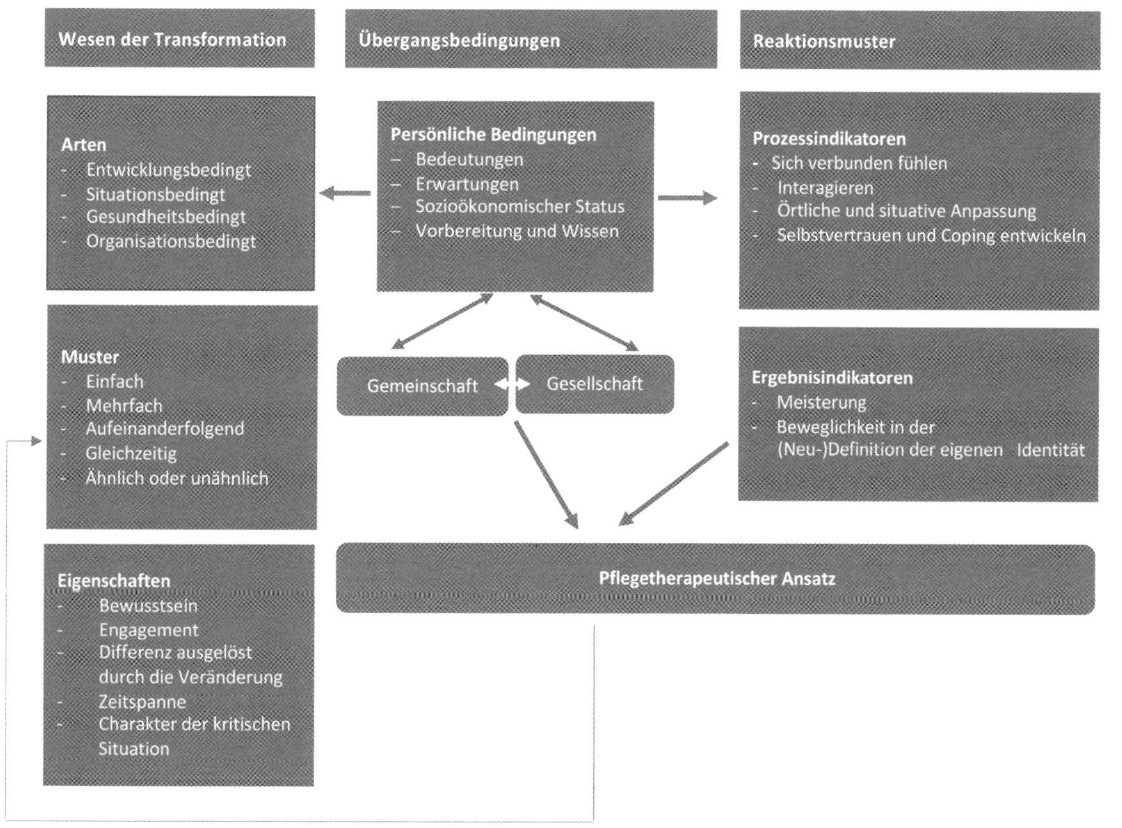


Abb. 30: Konzeptionelle Zusammenhänge Transitionstheorie (Meleis, 2010)

Es werden *entwicklungsbedingte* (Übergang vom Kind zur erwachsenen Person; Übergang vom Erwachsenen zur hochbetagten Person), *situationsbedingte* (Geburt eines Kindes, Tod einer nahestehenden Person), *gesundheitsbedingte* (operative Eingriffe, chronische Erkrankungen) und *organisationsbedingte* Transitionen unterschieden. Übergänge und damit verbundene Erfahrungen sind in ihrem Muster *komplex und multidimensional.*

Das Übergangserleben wird von wesentlichen zusammenhängenden Faktoren beeinflusst: (a) dem *Bewusstsein* der betroffenen Person, (b) dem vorhandenen *Engagement,* (c) der durch die Veränderung ausgelösten *Differenz,* (d) der *Zeitspanne* und (e) dem *Charakter der kritischen Situation.* Die Veränderungen lösen Übergangserfahrungen mit Unsicherheit bei den betroffenen Personen aus. Diese kritischen Situationen sind durch Instabilität gekennzeichnet.

In den *Übergangsphasen* gibt es förderliche und hinderliche Bedingungen. Die Wahrnehmung der Bedingungen und deren Bedeutung entscheiden erheblich über den Fortschritt eines gesunden Überganges mit (Meleis, 2010; Chick & Meleis, 1986; Alligood & Tomey, 2010).

Die Reaktionsmuster umfassen Prozessindikatoren und Ergebnisindikatoren. Transitionen finden im zeitlichen Verlauf statt. Prozessindikatoren wie eine als positiv erlebte Bindung oder Vertrauen haben das Potenzial, den Prozess in Richtung gelingendes Gesundheitserleben zu lenken. Durch eine frühzeitige positive Bewertung des Übergangserlebens können positive, gesundheitsförderliche Ergebnisse gefördert werden. Der Einbezug neuer Kenntnisse und Fähigkeiten kann einen wesentlichen Beitrag zur Neuorientierung der eigenen Identität leisten. *„Mastery of new skills required to manage a transition and the development of a new fluid and integrative identity reflect a healthy outcome of the transition process."* (Alligood & Tomey. 2010, p. 264)

## 12.4 Die Transitionstheorie als theoretischer Rahmen

Die Transitionstheorie wird weltweit als theoretischer Bezugsrahmen pflegewissenschaftlicher Forschung verwendet. Sie deckt ein weites Spektrum ab, wie zum Beispiel das Erleben von Gesundheit und Krankheit, Entwicklungsprozesse, Entwicklungen in Familien, Veränderungen im Rahmen des Erwachsenwerdens, Entlassungsplanung aus dem klinischen Kontext, Selbstpflegekompetenzen von Personen mit Herz-Kreislauf-Erkrankungen, Rekonvaleszenz von Frauen nach Hysterektomien oder das Erfassen kultureller Faktoren von Wöchnerinnen mit postpartaler Depression. Meleis et al. (2000) erkennen die Bedeutung des Einsatzes der Theorie in der Entwicklung von gesundheitsförderlichen Strategien und Interventionen.

### 12.4.1 Bedeutung für Lehre und Forschung

Die Transitionstheorie findet sich in internationalen Curricula aller Ausbildungslevel der Gesundheits- und Krankenpflege. Das Einbeziehen der Theorie mit dem Wissen des Übergangserlebens und bedingenden Faktoren führt zu einer gesundheitsförderlichen Begleitung durch Pflegeprofessionist*innen. Das Wissen und Umsetzen der Inhalte der Theorie unterstützen die Beziehung zwischen den professionell Pflegenden und den zu begleitenden Personen. Weltweit wird die Transitionstheorie als wissenschaftlicher Bezugsrahmen für Dissertationen verwendet (Smith & Parker, 2015).

Meleis et al. (2000) definieren die vier Aspekte von Fawcetts (1993) Metaparadigma der Pflegetheorien wie folgt:

(a) Pflegerisches Handeln: Den Pflegeprofessionist*innen kommt in der Begleitung von Personen und Familien in Übergangsprozessen eine besondere Rolle zu. Pflegetherapeutische Interventionen begünstigen gesundheitsförderliche Outcomes.

(b) Person: Für Meleis et al. sind Menschen aktive Wesen, welche über die gesamte Lebensspanne hinweg einen durch Veränderungen ausgelösten bewegten Prozess durchleben. Stabile Phasen werden von Phasen des Übergangs abgelöst und werden am Ende des Prozesses in stabile Phasen übergeführt. Das Erleben des Übergangs der Betroffenen wird unter anderem durch das Rollenerleben, durch Beziehungen und persönliche Möglichkeiten beeinflusst.

(c) Umgebung: Die Umgebung wird in der Transitionstheorie wenig deutlich abgehandelt. Umweltbedingungen können einen Schaden bzw.

eine verzögerte Genesung bewirken oder eine ungesunde Bewältigung unterstützen und somit zu einem verzögerten oder wenig gelingenden Transitionsprozess führen.

(d) Gesundheit: Meleis et al. setzen Gesundheit bzw. Wohlbefinden gleich mit dem Erleben der Personen, im Fluss und in Bewegung zu sein. Die Ergebnisindikatoren zeigen, ob ein Übergangsprozesses gelungen ist (Masters, 2015; Meleis et al., 2000; Alligood & Tomey, 2010).

### 12.4.2 Anwendung in der Pflegepraxis

Die Transitionstheorie wird von Pflegeprofessionist*innen im Praxisfeld angewandt, um Klient*innen, Familien und Gemeinschaften zu begleiten und um Orientierung für eine mögliche Adaptation zu schaffen. Schumacher, Jones und Meleis (1999) prägen die Begrifflichkeit der pflegetherapeutischen Interventionen. *„The goals of nursing therapeutics from a transition perspective are to facilitate healthy transition processes, to decrease unhealthy transitions, and to support positive process indicators. Many nursing therapeutics could be used to facilitate transitions."* (Schumacher, Jones & Meleis 1999, p. 11) Pflegetherapeutische Interventionen berücksichtigen die spezifischen Bedürfnisse der zu begleitenden Personen, unterstützen die Orientierung sowie die Reflexion der aktuellen Situation und forcieren die Integration der neuen Erkenntnisse bzw. des gesundheitsfördernden Verhaltens ins Leben. Als wichtiges Fundament bzw. Ausgangslage jeder pflegetherapeutischen Aktivität ist das Assessment anzuführen. Schumacher, Jones und Meleis (1999) verstehen unter dem Assessment einen kontinuierlichen Prozess der Informationssammlung mit dem wiederholten Einholen von diversen Perspektiven. Lineare Prozessbeschreibungen im Sinne einmaliger Assessments können den Anforderungen der Übergangserfahrung nicht gerecht werden. Die Verwendung situationsangepasster und spezifischer Assessmenttools ist Ausdruck professioneller Pflege (Assessmenttools zur Erfassung des Symptomerlebens, des körperlichen Status usw.) (Schumacher, Jones & Meleis, 1999; Smith & Parker, 2015).

Die Begleitung durch professionell Pflegende stellt sicher, dass die Bedürfnisse von Personen mit schwerwiegenden Übergangserfahrungen wie

Menschen mit chronischer Erkrankung und älteren Menschen erkannt und im Gesamtprozess beachtet werden. So und You (2015, p. 919) halten fest, dass *„healthy transition should be the expected standard of nursing care for older adult patients with chronic illnesses […]“*. Vulnerable Personengruppen weisen multidimensionale Übergangserfahrungen auf. Dem Fehlen von Informationen ist entgegenzuwirken, um ein Verständnis für das Symptommanagement und das Erhalten von Kontrolle zu unterstützen. Spezifische Transitions-Care-Programme bieten Unterstützung und schaffen Sicherheit und einen Rahmen für Personen in unstabilen Perioden. *„Finally, there is a need to educate patients and their families about transitions of care. This will provide them with the information and tools necessary to understand their health conditions and care options, and to make decisions that reflect their personal values and preferences.“* (Son & You, 2015, p. 924)

## 12.5 Literaturverzeichnis


Alligood, M. R., & Tomey, A. M. (2010). *Nursing Theories and Their Work* (7th ed.). Mosby Elsevier.

Chick, N., & Meleis, A. I. (1986) Transitions: A Nursing concern. In: Chinn, P. L. (ed.). *Nursing research methodology.* Aspen, 237–257.

Fawcett, J. (1993). *Analysis and Evaluation of Nursing Theories.* F. A. Davis.

Masters, K. (2015). *Nursing theories: a framework for professional practice* (2nd ed.). Jones & Bartlett Learning.

Meleis, A. I. (2010). *Transitions Theory. Middle-Range and Situation-Specific Theories in Nursing Research and Practice.* Springer.

Meleis, A. I., Sawyer, L. M., Im, E. O., Hilfinger Messias, D. K., & Schumacher K. (2000). Experiencing transitions: an emerging middle-range theory. *Advances in Nursing Science, 23*(1), 12–28.

Schumacher, K. L, Jones, P. S., & Meleis, A. I. (1999). Helping Elderly Persons in Transition: A Framework for Research and Practice. School of Nursing – University of Pennsylvania. In Swanson, E. A. & Tripp-Reimer, T. (eds.), *Life transitions in the older adult: Issues for nurses and other health professionals* (pp. 1–26). Springer.

Smith, M. C., & Parker, M. E. (2015). *Nursing Theories and Nursing Practice* (4th ed). David.

Son, Y-J., & You, M. A. (2015). Transitional Care for Older Adults with Chronic Illnesses as a Vulnerable Population: Theoretical Framework and Future Directions in Nursing. *Journal of Korean Academy of Nursing, 45*(6), 919–927.

# 13 Valentine, Sekula & Lynch (2020): Konstruierte Theorie der forensischen Gesundheits- und Krankenpflege

| | |
|---|---|
| **Autorinnen** | Julie L. Valentine, L. Kathleen Sekula und Virginia Lynch |
| **Erscheinungsjahr** | 2020 |
| **Land der Publikation** | Vereinigte Staaten von Amerika/Vereinigtes Königreich |
| **Zentrale Konzepte/ Bestandteile der Theorie** | → Forensische Gesundheits- und Krankenpflegeperson<br>→ Forensische Gesundheits- und Krankenpflege<br>→ Patient*innen<br>→ Gesundheit<br>→ Forensische Beweismittelsicherung<br>→ Forensische Wissenschaft<br>→ Justizsystem |
| **Zielgruppe** | Opfer von emotionaler, körperlicher oder sexueller Gewalt aller Altersstufen, wie auch Täter*innen bzw. Verdächtige von Gewaltverbrechen |
| **Setting** | Notfallambulanzen, unfallchirurgische Versorgungseinrichtungen, Pädiatrien, gynäkologisch-geburtshilfliche Einrichtungen |

Tab. 22: Übersicht – Konstruierte Theorie der forensischen Gesundheits- und Krankenpflege (Valentine, Sekula & Lynch, 2020)

In angloamerikanischen Ländern kommen sogenannte *Forensic Nurses* zum Einsatz, wenn bei Personen, die eine pflegerisch-medizinische Versorgungseinrichtung aufsuchen, Anzeichen von Gewalt, Missbrauch oder Misshandlung zu beobachten sind bzw. wenn deren Verletzungen auf ein

Fremdverschulden zurückzuführen sind. Die primäre Tätigkeit dieser spezialisierten Pflegepersonen ist neben einer situationssensiblen und bedarfsgerechten Opferbetreuung eine korrekte und folgerichtige Beweismittelsicherung.

Der Bedarf an Forensic Nurses entstand aus der Gegebenheit, dass in der Vergangenheit eine Vielzahl von Gewaltverbrechen nicht aufgeklärt werden konnte, da die Täter*innen durch den Mangel an Beweisen wieder freigesprochen wurden oder gar nicht erst überführt werden konnten. Für die Opfer hatte dieser Umstand weitreichende Folgen. So konnte es sein, dass polizeiliche Wegweisungen wieder aufgehoben werden mussten und die Opfer damit dem Risiko für weitere Gewaltverbrechen ausgesetzt wurden. Außerdem konnten die Opfer auch keine Kompensationsforderungen für erlittenes Unrecht geltend machen.

Virginia Lynch stellte fest, dass Pflegepersonen durch ihre Tätigkeit in der unmittelbaren Versorgung von Gewaltopfern entscheidend zur adäquaten Beweissicherung beitragen können. Sie war auch maßgeblich an der Entwicklung und Etablierung von forensischer Gesundheits- und Krankenpflege beteiligt und wird daher in Fachkreisen auch als *„Mutter der Forensic Nurse"* bezeichnet. Sie gilt als weltweite Expertin für die pflegerisch-forensische Versorgung von Opfern von Gewalt. 1990 hat sie an der University of Texas in Arlington, USA, ihre Masterarbeit zum Thema *Clinical Forensic Nursing: A Descriptive Study in Role Development* verfasst und seitdem die diesbezügliche pflegerische Spezialaufgabe maßgeblich professionalisiert (Valentine, 2014).

Um den Pflegepersonen für die Tätigkeit in der forensischen Versorgungspraxis einen konzeptionellen Rahmen zur Verfügung zu stellen, entwickelte Virginia Lynch im Besonderen das integrative Praxismodell für forensische Pflegewissenschaft (Valentine, 2014). Dieses stellt auch die Ausgangslage für die von Valentine, Sekula und Lynch (2020) entwickelte Theorie mittlerer Reichweite der forensischen Gesundheits- und Krankenpflege dar.

## 13.1 Hintergründe und Entwicklung

Die forensische Gesundheits- und Krankenpflege umfasst die pflegerische Betreuung und Versorgung von Gewalt-, Missbrauchs- und Misshandlungsopfern jeder Altersstufe und jedes Geschlechts. Es lassen sich bestimmte vulnerable Bevölkerungsgruppen ausmachen, die ein besonderes Risikopotenzial aufweisen, Opfer von Gewaltgeschehnissen zu werden. Hier sind etwa Frauen, Kinder und ältere Menschen zu erwähnen (Hammer, Moynihan & Pagliaro, 2013).

Ausgehend von den Vereinigten Staaten von Amerika hat sich diese pflegerische Spezialaufgabe in Ländern wie Großbritannien, Indien oder der Türkei verbreitet (Valentine, 2014). In der Schweiz gibt es bereits erste dahingehende Umsetzungsstrategien (Hofer et al., 2020), in Österreich und Deutschland fehlen jedoch die diesbezüglichen Ansätze wie auch der dafür notwendige rechtliche Rahmen.

Die forensische Gesundheits- und Krankenpflege zeichnet sich durch ein erweitertes Tätigkeitsfeld der Pflegepersonen aus. Das schließt Maßnahmen in der Beweismittelsicherung, der Todesfalluntersuchung, der forensisch-psychiatrischen Pflege, der Strafvollzugspflege und im Katastrophenschutz mit ein. Zudem bedarf es einer besonderen Ausbildung und Qualifikation, um als forensische Pflegeperson tätig sein zu können. Neben der Pflegewissenschaft müssen sich diese Pflegepersonen auch in den forensischen Wissenschaften und in der Rechtwissenschaft weiterbilden (Hammer et al., 2013).

Virginia Lynch war maßgeblich an der Entwicklung und Professionalisierung der forensischen Gesundheits- und Krankenpflege beteiligt. Sie hat Anfang der 1990er-Jahre das integrative Praxismodell für die forensische Pflegewissenschaft entwickelt (Lynch & Duval, 2010). Dieses stellt auch die theoretische Ausgangslage für diese Theorie mittlerer Reichweite dar.

Im Jahr 2014 wurde dieses Praxismodell durch Julie Valentine einer grundlegenden Kritik und Evaluation unterzogen. Es wurde der Bedarf einer theoretischen Weiterentwicklung des Modells festgestellt. Durch Theoriebildung sollte das integrative Praxismodell für die forensische Pflegewissenschaft zu einer Theorie mittlerer Reichweite aufgewertet werden. Im Zuge dieser Theoriekritik wurde unter anderem festgestellt, dass durch das integrative Praxismodell zwar die Rolle der forensischen Pflegepersonen definiert und im interdisziplinären Kontext von den anderen Professionen abgegrenzt werden kann, es zeigten sich jedoch Mängel in den grundlegenden theoretischen Annahmen, den Konzepten sowie den damit in Verbindung stehenden theoretischen Aussagen. Um die forensische Pflegepraxis, die einschlägigen forensischen Pflegeausbildungen und die damit in Verbindung stehende Forschung in der forensischen Gesundheits- und Krankenpflege nachhaltig weiterzuentwickeln, galt es, das integrative Praxismodell durch die Theoriekonstruktion weiterzuentwickeln (Valentine, 2014). Mithilfe eines induktiven Verfahrens wurden einschlägige empirische Erhebungen analysiert. Die qualitativen Literaturbefunde wurden durch Fachexpert*innen bewertet und ihre Übertragbarkeit auf die forensische Gesundheits- und Krankenpflege wurde diskutiert. Mithilfe eines deduktiven Verfahrens wurden weitere theoretische Positionen hinterfragt. Deren Übertragbarkeit ins Feld der forensischen Gesundheits- und Krankenpflege wurde ebenfalls diskutiert. Im Zuge dieses deduktiven Prozesses wurden die einzelnen Theoriebestandteile entsprechend des Abstraktionsgrades miteinander verwoben. So wurde die Theorie mittlerer Reichweite der forensischen Gesundheits- und Krankenpflege gebildet (Valentine et al., 2020).

Unter Rückgriff auf das integrative Praxismodell für die forensische Pflegewissenschaft nach Lynch (2011) wurden philosophische, bezugswissenschaftliche und pflegewissenschaftliche Grundannahmen für den Konstruktionsprozess dieser Theorie mittlerer Reichweite festgelegt. Davon wurden in weiterer Folge theoretische Vorannahmen für die forensische Gesundheits- und Krankenpflege abgeleitet. Als Nächstes galt es, die in der Theorie enthaltenen Konzepte zu definieren. Abschließend wurde ein theoretisches Aussagesystem abgeleitet (Valentine et al., 2020).

## 13.2 Aufbau und Bestandteile der Theorie

Die Theorie mittlerer Reichweite zur forensischen Gesundheits- und Krankenpflege basiert, wie schon erläutert, zum einen auf dem von Lynch (2011) entwickelten integrativen Praxismodell der forensischen Pflegewissenschaft.

Außerdem wurde für den Theoriebildungsprozess auf andere theoretische Positionen zurückgegriffen, wie beispielsweise auf die Theorie des *Human Caring* nach Watson (2008), die auch theoretische Vorannahmen definiert. Daraus wurde ein theoretisches Aussagesystem für diese Theorie mittlerer Reichweite abgeleitet.

In den folgenden Kapiteln gilt es, den Aufbau und die Bestandteile der Theorie näher zu erläutern. Den Anfang bildet das von Lynch (2011) entwickelte integrative Praxismodell für die forensische Pflegewissenschaft.

### 13.2.1 Integratives Praxismodell für die forensische Pflegewissenschaft

Das integrative Praxismodell für die forensische Pflegewissenschaft wurde von Lynch (2011) Anfang der 1990er-Jahre unter Rückgriff auf die forensische Wissenschaft, die Rechtswissenschaft und die Pflegewissenschaft entwickelt.

Das Zentrum des Modells wird durch ein Dreieck gebildet: Drei Größen beeinflussen das Berufsbild und die Profession der forensischen Pflegepersonen. In einer Ecke des Dreiecks geht es um die wissenschaftlichen Grundpositionen. In der nächsten Ecke geht es um die unmittelbare Tätigkeit der forensischen Pflegepersonen. Die dritte Ecke des Dreiecks bildet das Grundlagenwissen in Bezug auf menschliches Verhalten, soziale Normen und Rahmenbedingungen sowie Kenntnisse über Kriminalität und Gewalt ab. Die folgende Abbildung 31 soll diese drei Einflussgrößen auf die professionelle forensische Gesundheits- und Krankenpflege veranschaulichen.

An der oberen Spitze dieses Dreiecks befindet sich das wissenschaftliche Grundlagenwissen. Die pflegewissenschaftliche Position wurde dabei maßgeblich vom *Human-Caring*-Ansatz nach Watson (2008) beeinflusst. Die rechtswissenschaftliche Position ergibt sich aus dem Tätigkeitsfeld von forensischen Pflegepersonen, das beispielsweise die adäquate Beweismittelsicherung beinhaltet. Außerdem wird bei forensischen Wissenschaften vor allem auf Erkenntnisse der Naturwissenschaften zurückgegriffen. Das inkludiert beispielsweise biochemische Kenntnisse, wenn es um toxikologische Abklärungen geht, oder das Wissen über physikalische Prinzipien, wenn es um die korrekte Dokumentation von Schuss- oder Stichverletzungen geht (Lynch, 2011).

In der linken Ecke des Dreiecks wird abgebildet, wie das menschliche Verhalten oder psychologische Täterprofile zu bestimmten Arten von Gewalt oder Kriminalität führen. Dabei sind auch soziale Normen zu erwähnen, die diesen Aspekt rahmen. So kann es beispielsweise sein, dass Gewalt gegen Frauen auf einer bestimmten Form von sozial vermittelten Rollenprofilen von Männern basiert, was in weiterer Folge zu Gewaltphänomenen wie beispielsweise Femizid führen kann (Lynch, 2011).

In der rechten Ecke des Dreiecks bilden sich die Rahmenbedingungen der forensischen Versorgungspraxis ab, das heißt, wie forensische Gesundheits- und Krankenpflege in der Praxis gelebt wird. Das schließt neben der Pflege selbst auch den Kontext der Gesundheitsversorgung ein, in der die pflegerische Betreuung passiert, wie auch die versorgte Zielgruppe, die sowohl aus Opfern als auch aus Täter*innen von Gewaltvorkommnissen bestehen kann (Lynch, 2011).

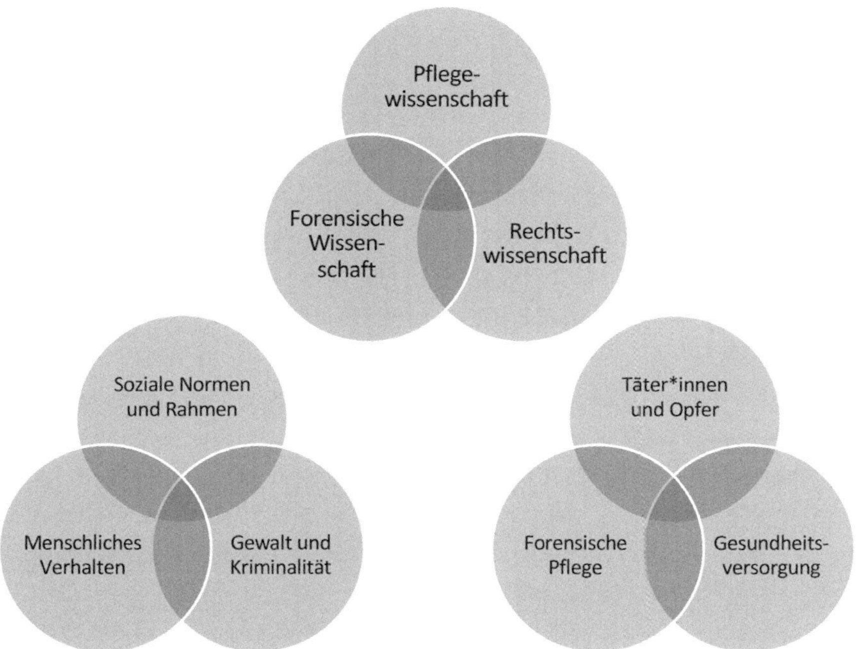


**Abb. 31:** Adaptierte Darstellung des Dreiecks des integrativen Praxismodells für forensische Pflegewissenschaft nach Lynch (2011)

Diese Rahmenbedingungen bedingen auch ein bestimmtes beruflich-professionelles Rollenverhalten der Pflegeperson in der forensischen Versorgungspraxis. Das macht in weiterer Folge die Klärung und Definition der diesbezüglichen Rollen notwendig. Im angloamerikanischen Raum sind daraus unterschiedliche Subdisziplinen in der forensischen Gesundheits- und Krankenpflege entstanden. So werden darunter Rollen im Sinne der Advanced Nursing Practice verstanden, aber gleichzeitig auch weiter ausdifferenzierte Aufgabengebiete, wie die forensisch-psychiatrische Gesundheits- und Krankenpflege (Lynch, 2011).

Diese einzelnen Ecken des Dreiecks werden durch die bestehenden Sozial- und Gesundheitssysteme sowie die Gesellschaft, Kultur und Politik gerahmt. Des Weiteren hat die Umsetzung des integrativen Praxismodells für die forensische Pflegewissenschaft nach Lynch (2011) zur Folge, dass Pflegepersonen durch gezielte Aus- und Weiterbildungsmaßnahmen besser auf die beruflichen Anforderungen vorbereitet werden und ihre Expertise in der forensischen Gesundheits- und Krankenpflege gestärkt wird. Zudem wird durch ihre Tätigkeit ein gesellschaftlicher Beitrag für mehr Gerechtigkeit und Sicherheit geleistet. Außerdem wird im weiteren Sinne sozialen Phänomenen wie Gewalt, Missbrauch und Misshandlung vorgebeugt (Lynch, 2011).

### 13.2.2 Theoretische und philosophische Positionen der Theorie

Die konstruierte Theorie mittlerer Reichweite der forensischen Gesundheits- und Krankenpflege nach Valentine et al. (2020) basiert auf verschiedenen pflege- und bezugswissenschaftlichen Theorien. Diese bilden ihr theoretisches Fundament.

Dabei sind drei pflegewissenschaftliche Theorien zu erwähnen. Zunächst ist das die *Human-Caring*-Theorie nach Watson (2008). Opfer von Gewalt, Missbrauch oder Misshandlung bedürfen aufgrund ihrer Vulnerabilität einer speziellen Form von Pflege und Betreuung. Mit dem Caring-Verständnis nach Watson wird diesem Bedarf entsprochen. Dadurch soll eine heilvolle Kultur entstehen, die den unmittelbaren Bewältigungsprozess der traumatisierten Personen bereits im Zuge der Erstversorgung unterstützt.

Die zweite Theorie kann als eine Erweiterung dieser *Human-Caring*-Position gesehen werden. Sie wird durch das *Quality-Caring*-Modell nach Duffy und Hoskins (2003) repräsentiert. Dieses Modell erweitert den *Human-Caring*-Ansatz auf systemisch-interaktionelle Weise. Caring wird damit von der Ebene, die den versorgten Menschen und die Pflegeperson betrifft, auf das Familiensystem, das Krankenhaussetting oder die Gesellschaft erweitert.

Die dritte pflegewissenschaftliche Theorie ist die emanzipatorische Pflegepraxistheorie nach Walter (2017). Sie wird verwendet, um die Reichweite der konstruierten Theorie für die forensische Gesundheits- und Krankenpflege zu erweitern. Sie soll soziale Gerechtigkeit im Zuge von Pflege und Betreuung adressieren (Valentine et al., 2020).

Neben diesen drei pflegewissenschaftlichen Positionen schließen Valentine et al. (2020) drei weitere bezugswissenschaftliche Theorien bzw. Modelle in ihre Überlegungen und den Theoriekonstruktionsprozess ein. Das sind die Theorie der Gerechtigkeit nach Rawls (2006), das von der Weltgesundheitsorganisation postulierte biopsychosoziale Modell der Gesundheit (Bolton & Gillett, 2019) und das traumasensible Versorgungsmodell der *Substance Abuse and Mental Health Services Administration* (2014). Mit diesen theoretischen Positionen soll die Theorie mittlerer Reichweite der forensischen Gesundheits- und Krankenpflege nach Valentine et al. (2020) grundlegend gerahmt werden.

### **13.2.3** Theoretische Vorannahmen

Die Vorannahmen im Zuge des Theoriekonstruktionsprozesses haben bezugswissenschaftliche und theoretische Fundierungen. Es lassen sich dabei zwei theoretische Vorannahmen unterscheiden. Die erste Vorannahme bezieht sich auf die Spezialaufgabe der forensischen Gesundheits- und Krankenpflege, die auf verschiedenen Versorgungsebenen ansetzt. Sie beschreibt die forensische Gesundheits- und Krankenpflege als eine pflegerische Spezialisierung. Zudem werden Populationsgruppen identifiziert, die ein erhöhtes Risiko aufweisen, Opfer von Gewalt, Missbrauch oder Misshandlung zu werden. Neben den Opfern von Gewaltverbrechen zählen dazu Personen, die das Risiko einer sekundären Viktimisierung (negative Folgen für ein Opfer, die nicht unmittelbar aus der Straftat selbst resultieren) aufweisen. Außerdem sind in diesem Zusammenhang Verdächtige, Täter*innen oder Zeug*innen von Gewaltverbrechen zu nennen. Es kann nämlich nicht immer nur um eine Opferprävention gehen, sondern auch Täter*innen sind mitgemeint. Sie sollen nicht verleitet werden, zu Täter*innen von Gewaltverbrechen zu werden. Die forensische Gesundheits- und Krankenpflegeperson führt ihre Tätigkeit auf individueller Ebene, Familienebene, bevölkerungsgruppenspezifischer Ebene oder Gesellschaftsebene aus.

Bei der zweiten theoretischen Vorannahme geht es um das interdisziplinäre Zusammenarbeiten dieser Professionalist*innen, das sich aus der Tätigkeit als Pflegeperson und der unmittelbaren Versorgung der Opfer ergibt (Valentine et al., 2020). Forensische Gesundheits- und Krankenpflegepersonen arbeiten mit einem interdisziplinären Team zusammen. Im Zuge dessen gilt es im Besondren die Fähigkeit zur Zusammenarbeit dieser pflegerischen Profession zu betonen. Die Pflegepersonen arbeiten mit anderen Gesundheitsprofessionalist*innen, Anwält*innen, forensischen Wissenschaftler*innen, Polizeibeamt*innen, Justiz- und Strafvollzugsbeamt*innen sowie mit Vertreter*innen diverser Opferschutz- oder Selbsthilfegruppen zusammen (Valentine et al., 2020).

### 13.2.4 In der Theorie enthaltene Konzepte

Bei den in der Theorie enthaltenen Konzepten handelt es sich um Begriffe, die Valentine et al. (2020) im Zuge des Theoriekonstruktionsprozesses unter Rückgriff auf die *American Nurses Association* (ANA) und die *International Association of Forensic Nurses* (IAFN) festgelegt haben. Die folgende Tabelle 23 soll diese sieben Konzepte mit ihren Definitionen abbilden.

| Konzept | Definition |
| --- | --- |
| Forensische Gesundheits- und Krankenpflegeperson *(Forensic Nurse)* | Hierbei handelt es sich um eine Pflegeperson im gehobenen Dienst für Gesundheits- und Krankenpflege mit Berufsberechtigung. Sie hat eine spezielle Weiterbildung in der forensischen Gesundheits- und Krankenpflege. |
| Forensische Gesundheits- und Krankenpflege *(Forensic Nursing Care)* | Die forensische Gesundheits- und Krankenpflege bedient sich den Erkenntnissen und Wissensbeständen anderer Theorien und Modelle, um eine spezialisierte und angemessene Pflege und Betreuung von Opfern von Gewalt, Missbrauch und Misshandlung anbieten zu können. Dabei werden die physischen, emotionalen und psychologischen Bedarfs- und Bedürfnisbereiche adressiert. Des Weiteren zeichnet sich die forensische Gesundheits- und Krankenpflege durch eine Patient*innenzentrierung und traumasensible Pflege aus und unterstützt die Entwicklung von evidenzbasierter Pflege und Best-Practice-Versorgung. Die Pflegeperson wendet im Zuge ihrer Tätigkeit kritisch-analytische Fähigkeiten an und kann somit den Pflegeprozess auf individualisierte Art und Weise umsetzen. Im Besonderen sind dabei das standardisierte Assessment, die Evaluation und die Dokumentation zu nennen. Ebenso zählt die sachgemäße Versorgung von Verletzungen dazu. Auch die Gewaltprävention durch Edukationsprogramme ist ein Tätigkeitsfeld der forensischen Gesundheits- und Krankenpflege. |
| Patient*innen *(Patients)* | Forensische Gesundheits- und Krankenpflegepersonen versorgen Individuen, Familien oder Bevölkerungsgruppen, die Opfer von Gewalt oder traumatischen Erlebnissen wurden. In den meisten Fällen sind die Patient*innen bestimmen Risikogruppen zuzuordnen, wie beispielsweise Frauen, Kindern oder älteren Menschen. |
| Gesundheit *(Health)* | Gesundheit wird in dieser Theorie nach dem biopsychosozialen Modell verstanden. Im Besonderen wird dabei auf die Definition der Weltgesundheitsorganisation zurückgegriffen. Dabei müssen forensische Gesundheits- und Krankenpflegepersonen die Ursachen und Auswirkungen von Trauma und Gewalt auf Gesundheit und Wohlbefinden verstehen können. |

| | |
|---|---|
| Forensische Beweismittelsicherung *(Forensic evidence)* | Die Beweismittelsicherung ist die systematische Erhebung, Dokumentation und Sicherung von Beweismitteln. Dabei wird mit Polizeibeamt*innen und forensischen Wissenschaftler*innen zusammengearbeitet. Arten von forensischen Beweismitteln, die durch Pflegepersonen erhoben und dokumentiert werden, sind:<br>→ DNA-Abstrich<br>→ Toxikologische Beweissicherung<br>→ Substanzmittelabstrich<br>→ Fotodokumentation<br>→ Patient*innendokumentation<br>Forensische Gesundheits- und Krankenpflegepersonen haben eine entsprechende Ausbildung zur korrekten Ab- und Entnahme. |
| Forensische Wissenschaft *(Forensic science)* | Zur forensischen Wissenschaft zählen unterschiedliche Disziplinen, wie zum Beispiel Medizin oder Biochemie, die dazu beitragen, das Justizsystem in der Abklärung und Prävention von Gewaltverbrechen zu unterstützen. Hierzu verwenden sie etablierte wissenschaftliche Methoden. Damit forensische Pflegepersonen in diesem Zusammenhang tätig werden können, brauchen sie neben pflegewissenschaftlicher Expertise auch ein Grundverständnis der angewandten wissenschaftlichen Methoden. |
| Strafjustizsystem *(Criminal justice system)* | Forensische Pflegepersonen arbeiten mit den Vertreter*innen des Strafjustizsystems zusammen, um zur Abklärung und Prävention von Gewaltverbrechen beizutragen. Hier müssen Schnittmengen und Synergien im Zuge von Dokumentation und Weiterleitung von Beweismitteln gefunden werden. Das Ziel ist es, die Aufklärungsquote von Gewaltverbrechen zu erhöhen. |

**Tab. 23:** Konzepte mit Definition nach Valentine et al. (2020)

### 13.2.5 Theoretische Aussagen der Theorie

Valentine et al. (2020) verweben die im Vorkapitel angeführten Konzepte der Theorie zu drei theoretischen Aussagen:

1. Forensische Gesundheits- und Krankenpflege steigert die biopsychosoziale Gesundheit von Gewaltopfern, die als Patient*innen in Krankenhäusern vorstellig werden. Dabei setzt diese pflegerische Spezialaufgabe auf individueller Ebene, Familienebene, bevölkerungsbezogener Ebene und Gesellschaftsebene an.
2. Forensische Gesundheits- und Krankenpflege steigert die biopsychosoziale Gesundheit von Gewaltopfern, die als Patient*innen in Krankenhäusern vorstellig werden, indem im Rahmen des Pflegeprozesses ein Assessment von Pflegeproblemen und Ressourcen erfolgt, die Evaluation von gesetzten Pflegeinterventionen durchgeführt wird und deren Dokumentation stattfindet. Im Besonderen sind dabei die korrekte Beweismittelsicherstellung und -dokumentation zu erwähnen.
3. Forensische Gesundheits- und Krankenpflege verbessert die Responsivität des Strafjustizsystems im Zuge der Abklärung von Gewaltverbrechen auf lokaler, regionaler, nationaler und internationaler Ebene.

### 13.2.6 Das Gesamtbild der Theorie

Die Theorie mittlerer Reichweite der forensischen Gesundheits- und Krankenpflege nach Valentine et al. (2020) sieht die forensische Gesundheits- und Krankenpflegeperson als eine spezialisierte Pflegeperson, die durch Ausbildung befähigt ist, forensische Gesundheits- und Krankenpflege für Opfer von Gewalt sowie für die gewaltverursachenden Verdächtigen oder Täter*innen anzubieten. Dabei ist sie auf individueller Ebene, Familienebene, bevölkerungsbezogener und gesellschaftlicher Ebene tätig. Sie hat eine informative Funktion und trägt zur Verbesserung des Gesundheitszustandes der versorgten Patient*innen bei. Zudem hat sie durch ihre Tätigkeit einen Einfluss auf das Individuum, die Familie und die Gesellschaft, um Gewalt, Missbrauch oder Misshandlung vorzubeugen. Außerdem beeinflusst sie durch ihre Tätigkeit die Effizienz und den Outcome des Strafvollzugsystems wie auch der forensischen Beweismittelsicherung. Durch die verbesserte Beweismittelsicherung kommt es zu einer besseren Aufklärungsquote von Gewaltverbrechen und die Opfer von Gewalt können zum Beispiel ihr Recht auf Schadensersatz einfordern. Die folgende Abbildung 32 soll die Zusammenhänge der Theorie veranschaulichen.

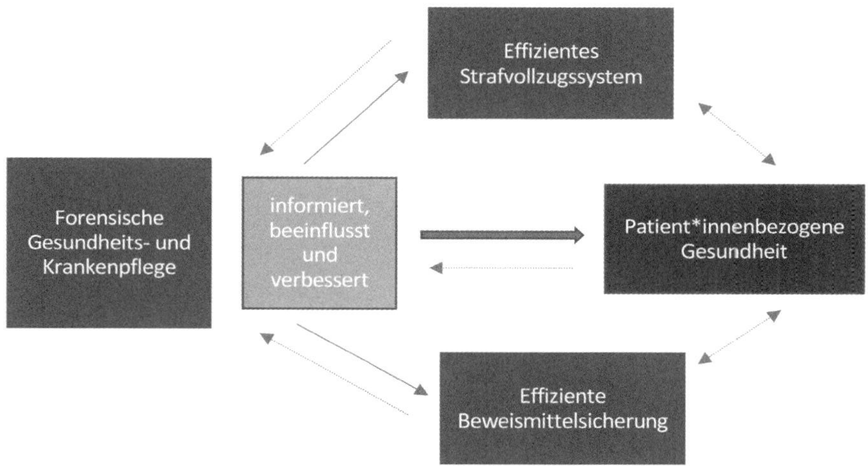


Abb. 32: Schematische Veranschaulichung der Theorie der forensischen Gesundheits- und Krankenpflege nach Valentine et al. (2020)

## 13.3 Die Theorie der forensischen Gesundheits- und Krankenpflege als theoretischer Rahmen

Im Rahmen dieses Kapitels gilt es, die Anwendungsmöglichkeiten der Theorie mittlerer Reichweite zur forensischen Gesundheits- und Krankenpflege nach Valentine et al. (2020) näher zu beleuchten. Dabei werden zunächst die Ansätze in Lehre und Forschung dargestellt und anschließend wird erläutert, welche Implikationen die Theorie für Pflegepraxis hat oder haben könnte.

### 13.3.1 Bedeutung für Lehre und Forschung

Valentine et al. (2020) betonen, dass die Theorie mittlerer Reichweite der forensischen Gesundheits- und Krankenpflege das integrative Praxismodell der forensischen Pflegewissenschaft nach Lynch (2011) nicht ersetzt, sondern es auf edukativer, praktischer und pflegewissenschaftlicher Basis ergänzt und erweitert.

In Bezug auf die Forschung kann festgestellt werden, dass von den durch Valentine et al. (2020) postulierten theoretischen Aussagesystemen Hypothesen zur empirischen Überprüfung der Theorie abgeleitet werden können.

Neben der empirischen Überprüfung wird durch die Testung der theoretischen Aussagensysteme die forensische Gesundheits- und Krankenpflege auf professioneller Ebene weiterentwickelt und gestärkt. Außerdem gilt es, im kollaborativen Tätigkeitsfeld der forensischen Gesundheits- und Krankenpflegepersonen weitere transdisziplinäre Forschung zu betreiben und die Theorie in diesem Zusammenhang weiterzuentwickeln.

In Bezug auf die Lehre kann festgestellt werden, dass die Theorie ein effektives Mittel für die strukturierte Wissensvermittung wie auch für die Sensibilisierung von Studierenden und Auszubildenden der Gesundheits- und Krankenpflegeberufe darstellt. Diese Eigenschaften können auch für einschlägige Fort- und Weiterbildungen von im Praxisfeld tätigen Pflegepersonen genutzt werden. Besonders nützlich ist dabei das in der Theorie enthaltene, von Lynch (2011) entwickelte integrative Praxismodell für die forensische Pflegewissenschaft. Damit kann der diesbezügliche Kompetenzerwerb konzeptionell gerahmt und strukturiert werden.

Für die didaktische Umsetzung bieten sich sowohl konstruktivistische als auch inhalts- und lerntheoretische Ansätze an. Die Entscheidung für den passenden Ansatz sollte einerseits danach erfolgen, wie tief in die Thematik eingetaucht werden soll, und andererseits danach, an wie viel Vorwissen in der Lerngruppe angeknüpft werden kann.

Zusammenfassend kann in Bezug auf die Lehre noch festgestellt werden, dass diese Theorie als ein Rahmen für Qualifikationsarbeiten in pflege- und gesundheitswissenschaftlichen Studiengängen auf Bachelor- und Masterebene dienen kann.

### 13.3.2 Anwendung in der Pflegepraxis

Der Fokus der Theorie mittlerer Reichweite der forensischen Gesundheits- und Krankenpflege liegt auf der Beziehung und Interaktion zwischen Pflegeperson und versorgtem Menschen. Die Theorie soll eine ganzheitliche und gleichzeitig bedarfsgerechte Versorgung von vulnerablen Patient*innengruppen wie Kindern, Frauen oder älteren Menschen gewährleisten. Zudem wird der Outcome des Strafvollzugsystems durch eine effiziente Beweismittelsicherung im Zuge der Erstversorgung von Opfern gesteigert. Dabei setzt die Theorie auf verschiedenen Ebenen an. Als Erstes gilt es, die individuelle Ebene zu berücksichtigen. Im Rahmen der unmittelbaren Pflegepraxis ist festzustellen, dass die Theorie unter Rückbezug auf den Pflegeprozess entwickelt wurde. Im Besonderen werden in diesem Zusammenhang das Assessment von Pflegeproblemen und Ressourcen, die Evaluation von darauf basierenden Pflegeinterventionen sowie deren Dokumentation erwähnt. Außerdem kann die Theorie herangezogen werden, um die Pflegeplanung und das Setzen von Pflegeinterventionen theoretisch zu rahmen, indem auf die oben angeführten Evaluationskriterien Bezug genommen wird. Durch dieses Vorgehen wird es auch möglich, die Effekte von gesetzten Pflegemaßnahmen zu überprüfen. Die diesbezüglichen Überlegungen können auch auf die nächsthöhere Stufe, die der Familie, erweitert werden.

Des Weiteren kann die Theorie auf der bevölkerungsbezogenen Ebene und der Gesellschaftsebene durch gezielte Edukations- und Sensibilisierungsmaßnahmen zur Prävention von Gewalt, Missbrauch und Misshandlung beitragen. Zudem könnten Fort- und Weiterbildungen vor allem in pflegerischen Versorgungseinrichtungen stattfinden, wo die Betroffenen, meist Frauen, Kinder und ältere Menschen, Hilfe und Unterstützung nach Gewaltübergriffen suchen. Diese Bereiche umfassen vor allem die zentrale Notaufnahme, Unfallchirurgie, Pädiatrie oder Gynäkologie. Außerdem ist die Theorie ein geeignetes Mittel für die Einschulung neuer Mitarbeiter*innen in den oben aufgezählten Bereichen.

Im Besonderen könnten die in Wiener Spitälern angesiedelten Opferschutzgruppen auf die Theorie der forensischen Gesundheits- und Krankenpflege als theoretischen Rahmen zurückgreifen. Diese Opferschutzgruppen sind seit 2009 im Wiener Krankenanstaltengesetz festgeschrieben. In allen größeren Krankenanstalten gibt es eigene Opferschutzgruppenteams, bestehend aus dort tätigen Mitarbeiter*innen unterschiedlicher Professionen. Die Opferschutzgruppen haben eine primäre, eine sekundäre und eine tertiäre Präventionsfunktion. Neben der Beratung von Betroffenen und der Dokumentation von Missbräuchen und Misshandlungen beraten sie auch Krankenhausmitarbeiter*innen, führen Fortbildungen und Sensibilisierungskampagnen für diese durch und erstellen Handlungsstandards beim Verdacht auf Missbrauch oder Misshandlung (MA 57, 2021). Die vorliegende Theorie könnte es diesen Mitarbeiter*innen ermöglichen, neben einem grundsatzphilosophischen Rahmen auch eine Struktur für die Auf- und Ablauforganisation ihrer Tätigkeit zu erhalten. Vor allem können sowohl Fortbildungs- und Sensibilisierungsprogramme als auch jährliche Reporte mit dem Grundgerüst der Theorie gerahmt werden.

## 13.4 Literaturverzeichnis


Bolton, D., & Gillett, G. (2019). *The biopsychosocial model of health and disease: new philosophical and scientific developments.* Palgrave.

Duffy, J. R., & Hoskins, L. M. (2003). The Quality-Caring Model©: Blending Dual Paradigms. *Advances in Nursing Science, 26*(1), 77–88.

Hammer, R. M., Moynihan, B., & Pagliaro, E. M. (2013). *Forensic nursing: A handbook for practice* (2nd ed.). Jones & Bartlett.

Hofer, V., Galli, J., Thali, M. J., & Martinez, R. M. (2020). „Flying Forensic Nursing" in der Versorgung und Beratung von Gewaltbetroffenen. *Rechtsmedizin, 30*(5), 311–317.

Lynch, V. A. (2011). Forensic nursing science: Global strategies in health and justice. *Egyptian Journal of Forensic Sciences, 1*(2), 69–76.

Lynch, V. A., & Duval, J. B. (2010). *Forensic nursing science.* Elsevier Health Sciences.

MA 57. (2021). *Vernetzung der Wiener Opferschutzgruppen.* https://www.wien.gv.at/gesundheit/beratung-vorsorge/frauen/frauengesundheit/schwerpunkte/gewalt/vernetzung-opferschutzgruppen.html (03.10.2021).

Rawls, J. (2006). *Eine Theorie der Gerechtigkeit* (15th ed.). Suhrkamp.

Substance Abuse and Mental Health Services Administration. (2014). *SAMHSA's Conceptof Trauma and Guidance for a Trauma-Informed Approach.* MD: Substance Abuse and Mental Health Services Administration.

Valentine, J. L. (2014). Why We Do What We Do: A Theoretical Evaluation of the Integrated Practice Model for Forensic Nursing Science. *Journal of forensic nursing, 10*(3), 113–119.

Valentine, J. L., Sekula, L. K., & Lynch, V. (2020). Evolution of forensic nursing theory. Introduction of the constructed theory of forensic nursing care: A middle-range theory. *Journal of forensic nursing, 16*(4), 188–198.

Walter, R. R. (2017). Emancipatory nursing praxis: a theory of social justice in nursing. *Advances in Nursing Science, 40*(3), 225–243.

Watson, J. (2008). *Nursing: The philosophy and science of caring* (Rev. ed.). Boulder:

# Anhang

## Literaturverzeichnis

Alligood, M. R., & Tomey, A. M. (2010). *Nursing Theories and Their Work* (7th ed.). Mosby Elsevier.

AÖF. (2021). *Mutmaßliche Frauenmorde durch (Ex-)Partner oder Familienmitglieder oder durch Personen mit Naheverhältnis zum Opfer 2021 laut Medienberichten.* https://www.aoef.at/images/04a_zahlen-und-daten/Frauenmorde_2021_Liste-AOEF.pdf (10.10.2022).

Arnold, D. (2001). Das Verhältnis zwischen Pflegewissenschaft und Pflegepraxis: Anmerkungen aus feministischer Sicht. *PfleGe, 6*(1), 18–30.

Barnum, B. S. (1990). *Nursing theory: analysis, application, evaluation* (3rd ed.). Scott Foresman & Co.

Beck, C. T. (1991a). Early postpartum discharge programs in the United States: a literature review and critique. *Women & health, 17*(1), 125–138.

Beck, C. T. (1991b). Maternity Blues Research: A Critical Review. *Issues in Mental Health Nursing, 12*(3), 291–300. https://doi.org/10.3109/01612849109040522

Beck, C. T. (1992). The lived experience of postpartum depression: a phenomenological study. *Nursing Research, 41*(3), 166–170.

Beck, C. T. (1993). Teetering on the Edge: A Substantive Theory Of Postpartum Depression. *Nursing Research, 42*(1), 42–48.

Beck, C. T. (2001). Predictors of postpartum depression. *Nursing Research, 50*(5), 275–285.

Beck, C. T., & Gable, R. K. (2000). Postpartum Depression Screening Scale: development and psychometric testing. *Nursing Research, 49*(5), 272–282.

Beck, C. T., Records, K., & Rice, M. (2006). Further Development of the Postpartum Depression Predictors Inventory Revised. *Journal of Obstetric, Gynecologic & Neonatal Nursing, 35*(6), 735–745. https://doi.org/do .org/10.1111/j.1552-6909.2006.00094.x

Behrens, J., & Langer, G. (2016). *Evidence-based nursing and caring* (4th ed.). Hogrefe.

Benner, P. (1984). From novice to expert. *American Journal of Nursing 82*(39), 402–407.

Burke, M. L., Eakes G. G., & Hainsworth, A. (1999). Milestones of chronic sorrow: Perspectives of chronically ill and bereaved persons and family caregivers. *Journal of Family Nursing, 5*(4), 374–387.

Chick, N., & Meleis, A. I. (1986). *Transitions: A nursing concern.* Springer.

Corbin, J. M., & Strauss, A. (1991). A Nursing Model for Chronic Illness Management Based Upon the Trajectory Framework. *Scholar Inquiry for Nursing Practice, 5*(3), 155–174.

Craft-Rosenberg, M., & Denehy, J. (2000). *Nursing interventions for infants, children, and families.* SAGE.

de Witte, L., Schoot, T., & Proot, I. (2006). Development of the client-centred care questionnaire. *Journal of Advanced Nursing, 56*(1), 62–68. https://doi.org/10.1111/j.1365-2648.2006.03980.x

Dewing, J., McCormack, B., & McCance, T. (2021). *Person-centred nursing research: methodology, methods and outcomes.* Springer. https://doi.org/10.1007/978-3-030-27868-7, https://ubdata.univie.ac.at/AC16198740

Dickoff, J., James, P., & Wiedenbach, E. (1968). Theory in a practice discipline part I: Practice oriented theory. *Nursing Research, 17*(1), 415–435.

Dilling, H., & Freyberger, H. J. (2019). *Taschenführer zur ICD-10-Klassifikation psychischer Störungen* (9th ed.). Hogrefe.

Eakes, G. G., Burke, M. L., & Hainsworth, A. (1998). Middle-Range Theory of Chronic Sorrow. *Journal of Nursing Scholarship 30*(2), 179–184.

Edvardsson, D., Koch, S., & Nay, R. (2010). Psychometric evaluation of the English language Person-centred Climate Questionnaire – staff version. *Journal of nursing management, 18*(1), 54–60. https://doi.org/https://doi.org/10.1111/j.1365-2834.2009.01038.x

Fawcett, J. (1993). *Analysis and evaluation of nursing theories.* F. A. Davis Company.

Fernandes, M. A., Nobrega, M. M., Zaccara, A. A., Freire, M. E., de Andrade, F. F. & da Costa, S. F. (2021): Fawcett analysis and evaluation model of applied to the theory of chronic sorrow. *Texto & Contexto Enfermagem.* DOI: 10.1590/1980-265x-tce-2020-0010

Fitzpatrick, J. & Whall, A. (2004). *Conceptual models of nursing: Analysis and application.* Prentice Hall.

Frankenburg, W. K., Dodds, J., Archer, P., Shapiro, H., & Bresnick, B. (1992). The Denver II: a major revision and restandardization of the Denver Developmental Screening Test. *Pediatrics, 89*(1), 91–97.

Gerrig, R., & Zimbardo, P. (2016). *Psychologie* (20th ed.). Pearson.

Gomes, G. L. L., Oliveira, F. M. R. L., Fernandes Barbosa, K. T. F., Medeiros, A. C. T, Fernandes, M. G. M. & Nóbegra, M. M. L. (2019). Theory of unpleasant symptoms: A critical Analysis. *Texto & Contexto Enfermagem.*

Good, M., & Moore, S. M. (1996). Clinical practice guidelines as a new source of middle-range theory: focus on acute pain. *Nursing Outlook, 2*(44), 74–79.

Gordon, J. (2009). An Evidence-Based Approach for Supporting Parents Experiencing Chronic Sorrow. *Pediatric Nursing 35*(2), 116–119.

Hester, N., & Barcus, C. (1986). Assessment and management of pain in children. *Pediatrics: Nursing update, 1*, 2–8.

Huskisson, E. C. (1974). Measurement of pain. *The Lancet, 304*(7889), 1127–1131.

Huth Martz, M., & Moore, S. M. (1998). Prescriptive theory of acute pain management in infants and children. *Journal for Specialists in Pediatric Nursing, 3*(1), 23–32.

Kearney, M. H. (2001). Enduring love: A grounded formal theory of women's experience of domestic violence. *Research in Nursing & Health, 24*(4), 270–282.

Kirkevold, M. (2002). *Pflegewissenschaft als Praxisdisziplin.* Huber.

Kolcaba, K. Y. (1991). A Taxonomic Structure for the Concept Comfort. *Journal of Nursing Scholarship* 23(4), 237–240.

Kolcaba, K. Y. (1994). Theory of holistic comfort for nursing. *Journal of Advanced Nursing 19*, 1178–1184.

Kolcaba, K. Y. (2001). Evolution of the Mid Range Theory of comfort for Outcomes Research. *Nursing Outlook, 49, 96*–92.

Kolcaba, K. Y. (2014). *Pflegekonzept Comfort. Theorie und Praxis der Förderung von Wohlbefinden, Trost und Entspannung in der Pflege.* Hans Huber.

Kuhn, T. S. (2014). *Die Struktur wissenschaftlicher Revolutionen* (24th ed.). Suhrkamp.

Lasiuk, G. C., & Ferguson, L. M. (2005). From practice to midrange theory and back again: Beck's theory of postpartum depression. *Advances in Nursing Science, 28*(2), 127–136.

Lazarus, R. S., & Folkman, S. (1984). *Stress, appraisal, and coping.* Springer.

Lenz, E. R. (1998). Role of middle range theory for nursing research and practice. Part I. Nursing research. *Nurs Leadersh Forum, 3*(1), 24–33.

Lenz, E. R., Pugh, L. C., Milligan, R. A., Gift, A., & Suppe, F. (1995). Collaborative development of middle-range nursing theories: Toward a theory of unpleasant symptoms. *Advances in Nursing Science 17*(3), 1–13.

Lenz, E. R., Pugh, L. C., Milligan, R. A., Gift, A., & Suppe, F. (1997). The Middle-Range Theory of Unpleasant Symptoms: An Update. *Advances in Nursing Science 19*(7), 14–27.

Liehr, P., & Smith, M. J. (1999). Middle Range Theory: Spinning Research and Practice to Create Knowledge for the New Millennium. *Advances in Nursing Science, 21*(4), 81–91.

Lieshout, F. (2017). Navigating organisational change: being a person-centred facilitator. In McCormack, B. & McCance, T. (eds.), *Person-centred practice in nursing and health care: theory and practice* (pp. 172–179). John Wiley & Sons.

Lindgren, C. L., Burke, M. L., Hainsworth, M. A., & Eakes, G. G. (1992). Chronic Sorrow: A Lifespan Concept. *Scholars Inquiry for Nursing Practice: An International Journal 6*(1), 27–40.

LoBiondo-Wood, G., & Haber, J. (2021). *Nursing Research E-Book: Methods and Critical Appraisal for Evidence-Based Practice.* Elsevier Health Sciences.

MA 57. (2021). *Vernetzung der Wiener Opferschutzgruppen.* https://www.wien.gv.at/gesundheit/beratung-vorsorge/frauen/frauengesundheit/schwerpunkte/gewalt/vernetzung-opferschutzgruppen.html (03.10.2021).

Manely, K. (2017). An overview of practice developement In McCormack, B. & McCance, T. (eds.), *Person-centred practice in nursing and health care: theory and practice* (pp. 133–149). John Wiley & Sons.

Marsh, J. R. (2013). A middle range theory of postpartum depression: analysis and application. *The International journal of childbirth education, 28*(4), 50–54.

Masters, K. (2015). *Nursing theories: a framework for professional practice* (2nd ed.). Jones & Bartlett Learning.

Mayer, H. (2011). Die Problematik praxisorientierter Forschung und forschungsorientierter Praxis. In S. Käppeli (ed.), *Pflegewissenschaft in der Praxis: eine kritische Reflexion* (pp. 149–163). Huber.

McCormack, B., Henderson, E., Wilson, V., & Wright, J. (2009). Making practice visible: The Workplace Culture Critical Analysis Tool (WCCAT). *Practice Development in Health Care, 8*(1), 28–43. https://doi.org/https://doi.org/10.1002/pdh.273

McCormack, B., & McCance, T. (2017a). Person-centred Practice Framework. In B. McCormack & T. McCance (eds.), *Person-centred practice in nursing and health care: theory and practice* (pp. 36–64). John Wiley & Sons.

McCormack, B., & McCance, T. (2017b). Underpinning principles of person-centred practice. In B. McCormack & T. McCance (eds.), *Person-centred practice in nursing and health care: theory and practice* (pp. 13–35). John Wiley & Sons.

McCormack, B., McCance, T., Bulley, C., Brown, D., McMillan, A., & Martin, S. (2021). Editor Biographies. In B. McCormack, T. McCance, C. Bulley, D. Brown, A. McMillan, & S. Martin (eds.), *Fundamentals of Person-centred Healthcare Practice* (pp. XXV–XXVI). John Wiley & Sons.

McCormack, B., McCance, T., & Dewing, J. (2021). The person in person-centred practice In B. McCormack, T. McCance, C. Bulley, D. Brown, A. McMillan, & S. Martin (eds.), *Fundamentals of Person-centred Healthcare Practice* (pp. 3–11). John Wiley & Sons.

McCormack, B., McCance, T., & Martin, S. (2021). What is person-centredness? In B. McCormack, T. McCance, C. Bulley, D. Brown, A. McMillan, & S. Martin (eds.), *Fundamentals of Person-centred Healthcare Practice* (pp. 13–22). John Wiley & Sons.

McGrath, P., Johnson, G., Goodman, J., Schillinger, J., Dunn, J., & Chapman, J. (2003). Children's Hospital of Eastern Ontario Pain Scale. *Assessing children's well-being: a handbook of measures, 28*(3), 38.

Meleis, A. I. (2010). Transitions Theory. *Middle-Range and Situation-Specific Theories in Nursing Research and Practice.* Springer.

Meleis, A. I. (2018). *Theoretical nursing: development and progress* (6th ed.). Wolters Kluwer.

Meleis, A. I., & Price, M. J. (1988). Strategies and conditions for teaching theoretical nursing: An international perspective. *Journal of Advanced Nursing, 13*(5), 592–604.

Meleis, A. I., Sawyer, L. M., Im, E. O., Hilfinger Messias, D. K., & Schumacher, K. (2000). Experiencing transitions: an emerging middle-range theory. *Advances in Nursing Science, 23*(1), 12–28.

Merton, R. K. (1968). *Social theory and social structure*. The Free Press Collier Macmillan.

Myers, J. S. (2009). A Comparison of the Theory of Unpleasant Symptoms and the Conceptual Model of Chemotherapy-Related Changes in Cognitive Function. *Oncology Nursing Forum 36*(1), E1–E10.

NANDA (2022). *NANDA-I-Pflegediagnosen: Definitionen und Klassifikation 2021–2023*. Recom.

Nightingale, F. (1860). *Notes on Nursing. What it is and what it is not*. Harrison.

Nowotny, H., Scott, P., & Gibbons, M. (2004). *Wissenschaft neu denken: Wissen und Öffentlichkeit in einem Zeitalter der Ungewißheit*. Velbrück Wiss.

O'Donnell, D., Cook, N., & Black, P. (2017). Person-centred nursing education. In B. McCormack & T. McCance (eds.), *Person-centred practice in nursing and health care: theory and practice* (pp. 99–117). John Wiley & Sons.

Olshanky, S. (1962). Chronic Sorrow: A response to a mentally defective child. *Social casework 43*, 191–193.

Orlando, I. J. (1989). Independent and dependent paths. The fundamental issue for the nursing profession. *Nursing & Health 2*(2), 77–80.

Paterson, J., & Zderad, L. (1975). *Humanistic nursing*. National League for Nursing.

Peterson, S. J., & Bredow, T. S. (2009). *Middle range theories: Application to nursing research* (3rd ed.). Lippincott Williams & Wilkins.

Peterson, S. J., & Bredow, T. S. (2020). *Middle Range Theories, Application to Nursing Research and Practice* (3rd ed). Wolters Kluwer.

Phelan, A., McCormack, B., Dewing, J., Brown, D., Cardiff, S., Cook, N. F., Dickson, C. A. W., Kmetec, S., Lorber, M., Magowan, R., McCance, T., Skovdahl, K., Štiglic, G., & van Lieshout, F. (2020). Review of developments in person-centred healthcare. *International Practice Development Journal, 10*, 1–29. https://doi.org/10.19043/ipdj.10Suppl2.003

Polit, D. F., & Beck, C. T. (2017). *Nursing research: Generating and assessing evidence for nursing practice* (10th ed.). Lippincott Williams & Wilkins.

Radford, J., & Russell, D. E. (1992). *Femicide: The politics of woman killing*. Twayne.

Rovelli, C. (2019). *Die Geburt der Wissenschaft: Anaximander und sein Erbe*. Rowohlt.

Ryan-Wenger, N. M. (1990). Development and psychometric properties of the Schoolagers' Coping Strategies Inventory. *Nursing Research, 39*, 344–349.

Schrems, B. (2009). Wissensproduktion in der Pflege. In H. Mayer (ed.), *Pflegewissenschaft – von der Ausnahme zur Normalität: ein Beitrag zur inhaltlichen und methodischen Standortbestimmung* (pp. 47–71). Facultas.WUV.

Schülein, J. A., & Reitze, S. (2021). *Wissenschaftstheorie für Einsteiger* (5th ed.). facultasUTB.

Schumacher, K. L, Jones, P. S., & Meleis, A. I. (1999). Helping Elderly Persons in Transition: A Framework for Research and Practice. School of Nursing – University of Pennsylvania. In Swanson, E. A. & Tripp-Reimer, T. (eds.), *Life transitions in the older adult: Issues for nurses and other health professionals* (pp. 1–26). Springer.

Slater, P., McCance, T., & McCormack, B. (2017). The development and testing of the Person-centred Practice Inventory – Staff (PCPI-S). *International Journal for Quality in Health Care, 29*(4), 541–547. https://doi.org/10.1093/intqhc/mzx066

Slater, P., McCormack, B., & Bunting, B. (2009). The Development and Pilot Testing of an Instrument to Measure Nurses' Working Environment: The Nursing Context Index. *Worldviews on Evidence-Based Nursing, 6*(3), 173–182. https://doi.org/https://doi.org/10.1111/j.1741-6787.2009.00159.x

Smith, M. C., & Parker, M. E. (2015). *Nursing Theories and Nursing Practice* (4th ed). David Company.

Son, Y-J., & You, M. A. (2015). Transitional Care for Older Adults with Chronic Illnesses as a Vulnerable Population: Theoretical Framework and Future Directions in Nursing. *Journal of Korean Academy of Nursing, 45*(6), 919–927.

University of Rochester. (2021). *Margaret H. Kearney, PhD, RN, FAAN*. https://son.rochester.edu/faculty/detail/mkearney/ (26.09.2021).

Walker, L. O., & Avant, K. C. (2005). *Strategies for theory construction in nursing* (4th ed.). Pearson/Prentice Hall Upper Saddle River, NJ.

Watson, R. I. (1975). Prescriptive theory and the social sciences. In *Determinants and Controls of Scientific Development* (pp. 11–35). Springer.

Weis, M., Wallner, M., Köck-Hódi, S., Hildebrandt, C., McCormack, B., & Mayer, H. (2020). German translation, cultural adaptation and testing of the Person-centred Practice Inventory – Staff (PCPI-S). *Nursing Open, 7*(2). https://doi.org/10.1002/nop2.511

World Health Organization. (2015). *People-centred and integrated health services: an overview of the evidence*. https://apps.who.int/iris/bitstream/handle/10665/155004/WHO_HIS_SDS_2015.7_eng.pdf?sequence=1&isAllowed=y (04.12.2020).

Wright, L. M., Leahey, M., Shajani, Z., & Snell, D. (2021). *Familienzentrierte Pflege: Lehrbuch für Familien-Assessment und Interventionen*. Hogrefe.

# Abbildungsverzeichnis

# Tabellenverzeichnis